I0821076

¡Tómate un respiro! Mindfulness

Biblioteca

Dr. Mario
Alonso Puig

¡Tómate un respiro! Mindfulness

El arte de mantener la calma en medio de la tempestad

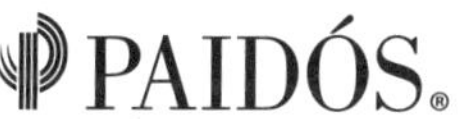

PAIDÓS

Obra editada en colaboración con Editorial Planeta - España

Imágenes de interior: Alfredo Iglesias

Bajo el sello editorial PAIDÓS M.R.
Avenida Presidente Masarik núm. 111,
Piso 2, Polanco V Sección, Miguel Hidalgo
C.P. 11560, Ciudad de México
www.planetadelibros.com.mx
www.paidos.com.mx

Primera edición impresa en España en esta presentación: enero de 2025
ISBN: 978-84-670-7568-7

Primera edición impresa en México: junio de 2025
ISBN: 978-607-639-011-5

Impreso en los talleres de Litográfica Ingramex, S.A. de C.V.
Centeno núm. 162-1, colonia Granjas Esmeralda, Ciudad de México
Impreso en México – *Printed in Mexico*

A todas aquellas personas que buscan una nueva forma de vivir y una manera mejor de hacer las cosas.

Índice

Prefacio 13

Liberar la mente 15

EL PUENTE ENTRE LA TRADICIÓN Y LA CIENCIA

1. Ciencia y conciencia 21

2. Vivir más y mejor 29

3. Los engaños de la mente dualista 55

4. La curiosidad no mató al gato, sino que lo volvió más listo 63

5. Ver lo invisible es humanamente posible 73

6. El secreto mejor guardado 81

7. Al otro lado del espejo: descubrirse en el otro 91

8. La carpa y el dragón 105

9. La sabiduría del cuerpo 129

10. El sorprendente impacto del *mindfulness* en la estructura y la función del cerebro 141

11. Vivir en un mismo país con dos reinos enfrentados ... 171

INSTRUCCIONES PARA LA PRÁCTICA DEL *MINDFULNESS:* APRENDER A IR MÁS ALLÁ DE LA PROPIA IDENTIDAD

12. La vida como descubrimiento 189

13. El tiempo de nuestras vidas 193

14. Ningún sitio al que ir y ningún sitio al que llegar .. 197

15. Fiarse del proceso 201

16. Allanar el camino 205

PRACTICAR EL *MINDFULNESS:* TRANSFORMAR MUROS EN FRONTERAS Y LÍMITES EN POSIBILIDADES

17. La postura en el *mindfulness* 213

18. La respuesta de relajación (*relaxation response*) 221

19. Comiendo con atención plena (*mindful eating*) 225

20. Respirando con atención plena (*mindful breathing*) . 229

21. Moviéndonos con atención plena (*mindful walking*) .. 233

22. Escáner corporal (*body scan*) 237

23. Metta, *mindfulness* de la compasión (*loving kindness meditation*) 245

Cuaderno de bitácora 251

Agradecimientos 255

Meditación del corazón 259

Prefacio

Conoces lo que conoces y sabes lo que sabes. Por eso te invito a que te adentres en aquello que desconoces, en lo que no sabes que no sabes y en lo que tampoco sabes que sabes.

Permite que tu conciencia, que está atrapada en lo conocido, vaya más allá de eso que ahora te parece tan lógico y razonable.

En el momento en el que superes los límites tan estrechos que marca tu mente, entrarás en el espacio sin límite de tu corazón. Es entonces cuando descubrirás que hay algo más allá de eso a lo que llamamos mundo, y que cuando la mente se amplía, ya nunca vuelve a sus dimensiones originales.

Esta es una experiencia que supera todo entendimiento. ¿Tienes la paciencia para esperar a que el barro se deposite y el agua se vuelva clara?

Liberar la mente

Escribir un libro riguroso sobre el *mindfulness* no me parece tarea fácil, o desde luego para mí no lo ha sido. El *mindfulness* es algo tan contraintuitivo, que, si no se conocen las bases sobre las que opera o si no se tiene una mente lo suficientemente abierta como para probar algo diferente, resulta muy difícil mantener su práctica y tener una experiencia vital realmente transformadora.

Conozco el *mindfulness* desde hace muchos años y, sin duda, he tenido grandes maestros que me han enseñado a practicarlo. Sin embargo, dentro de mí sentía una curiosa resistencia que hacía que lo trabajara más como una obligación que como una apasionante exploración. Si a esto le añadimos la cantidad de veces que me quedaba dormido en la silla, se entenderá por qué la práctica del *mindfulness* no ha sido para mí «coser y cantar».

Dada mi pasión por la ciencia y, sobre todo, por los avances de la medicina y los descubrimientos en el campo de las neurociencias, he viajado a muchos lugares para saber qué se estaba investigando en relación con las prácticas contemplativas. A medida que fui entendiendo mejor cómo operaba el *mindfulness* tanto en el cerebro como en el cuerpo, esa resistencia que yo ofrecía a su práctica empezó a desvanecerse.

Por otra parte, también me fui dando cuenta a lo largo de los años de que en algunos libros que hablaban sobre el *mindfulness* hacían referencia a una dimensión muy sutil de la realidad, a una dimensión frecuentemente denominada espiritual y que escapa a la lógica habitual que muchas personas manejan en su día a día.

Para mí, la dimensión espiritual de la existencia siempre ha tenido una gran relevancia, entre otras cosas porque fui educado en la tradición cristiana. Sin embargo, el *mindfulness* procedía de la tradición budista.

Llevado por una curiosidad natural y deseando entender mejor los pilares sobre los que se sostenía dicha práctica meditativa, busqué a tres grandes maestros para que me introdujeran en la filosofía budista y en la filosofía zen. El zen es una integración entre el budismo procedente de la India y el taoísmo originario de China.

Acudí a conocer a estos maestros y a formarme con ellos no sin cierta inquietud. Temía que pudieran introducir en mi mente alguna «idea rara» que entrara en colisión con las creencias que yo había mantenido hasta entonces. Pronto descubrí que entre el auténtico cristianismo, el budismo y el taoísmo no hay nada más que puntos en común. En lo esencial, no veo ninguna diferencia significativa. No obstante, dado que me parecen igual de respetables las personas que creen que existe una realidad más allá de la materia como aquellas que no creen para nada en ella, debía describir las distintas dimensiones del *mindfulness* sin que nadie tuviera la sensación de que tenía que «definirse» de alguna manera como creyente o como ateo. De hecho, y esto es conveniente resaltarlo, el *mindfulness* no es una «religión disfrazada» en competición con otras religiones institucionalizadas, sino una exploración de la mente para descubrir qué es lo que la enferma y también qué es lo que la sana. Por eso, gran parte de lo que relato en este libro tiene una sólida base científica que comentaré en detalle y que nos interpela a todos por igual, creamos o no en una dimensión más allá de la materia.

Por otro lado, no me ha parecido coherente eludir las referencias a este plano más sutil de la Vida por miedo a que algunas personas que no crean en él se puedan sentir de alguna manera «ofendidas». El libro habla de posibilidades, de oportunidades y de propuestas, no de creencias o dogmas. A lo que invita es sencillamente a explorar la realidad de una forma directa y con una mirada curiosa.

Considero que cuando no hay nadie que intenta imponer a los demás sus ideas, creencias o formas de ver la realidad, todos podemos llegar a entendernos, crear espacios de colaboración y descubrir algo que es común y valioso para todos.

Solo cuando he llegado a tener una experiencia directa de lo que es el *mindfulness* y de los cambios que ha operado y está operando en mí, me he decidido a publicar lo que he aprendido y aquello de lo que me dado cuenta a lo largo de todos estos años.

No hemos de olvidar que la palabra *mindfulness* es la traducción al inglés de *sati,* que en pali —la lengua que hablaba Buda hace dos mil quinientos años— significa 'prestar atención para ver las cosas tal como son'. De alguna manera, la práctica del *mindfulness* nos hace darnos cuenta de hasta qué punto nuestras proyecciones mentales están alterando nuestra percepción de lo que es real.

El libro está dividido en tres partes, que es recomendable leer por orden, ya que de lo contrario es muy fácil perderse entre «las hojas del árbol» y no llegar a «las raíces».

> No es lo mismo conocer que comprender. Conocer nos faculta para saber, mientras que comprender nos abre un camino para saber hacer.

En la primera parte hablo de la naturaleza del *mindfulness,* de su dimensión sutil y de la relación tan estrecha y profunda que existe entre la práctica contemplativa, nuestro organismo físico y el proceso de transformación vital que puede experimentar todo ser humano. En la segunda planteo un mapa que sirve de referencia para no perderse en ese «bosque» que es nuestra mente humana condicionada. El funcionamiento de dicha mente no hace para nada fácil que podamos descubrir lo que hay más allá de ella, un mundo de grandes posibilidades y enormes oportunidades. Y en la tercera propongo algunas de las prácticas más relevantes del *mindfulness* y que, en realidad, poco o nada han cambiado desde sus orígenes, hace ya muchos siglos. Dichas prácticas aparecen escritas y también están grabadas en audio para que puedas seguirlas a tu conveniencia.

Para finalizar, un epílogo, el «Cuaderno de bitácora», un resumen de todo lo visto y unas propuestas para mantener la práctica a lo largo de los años.

Tengo la ilusión de que a través de las páginas de *¡Tómate un respiro!* te abras a explorar esta dimensión sorprendente de tu vida. Es ahí donde vas a descubrir los mayores recursos y donde vas a reconocer tu auténtica grandeza.

El puente entre la tradición y la ciencia

Descubrirse a sí mismo no tiene fin
y requiere constante investigación,
percepción total, darse cuenta sin elección alguna.
En realidad, este viaje consiste
en abrir una puerta al individuo
en su relación con el mundo.

Jiddu Krishnamurti

1
Ciencia y conciencia

El pez no sabe que está dentro del agua
hasta que le sacan de ella.

Adam Smith

Hoy en día nadie se pone de acuerdo a la hora de explicar qué es en realidad la conciencia. Hay científicos que sostienen que es algo que depende exclusivamente del funcionamiento del cerebro. Para estos investigadores, la propia actividad de las neuronas, cuando esta se sincroniza de cierta manera, produciría eso que llamamos conciencia.

La conciencia es la capacidad que nos permite darnos cuenta de las cosas e, incluso, observarnos a nosotros mismos y tener así lo que se denomina un sentido de identidad, un poder reconocer quiénes somos.

Tradicionalmente se había considerado que solo los seres humanos teníamos conciencia, y para demostrarlo se utilizaron ingeniosos experimentos. Uno de ellos consistió en pintarle un lunar rojo en la frente a un chimpancé y ponerle ante un espejo. Solo si el animal era capaz de reconocerse así mismo, sabría que el lunar estaba en su frente y no en la de ese «otro animal» que tenía delante y que no era sino él reflejado en el espejo. Pues bien, el chimpancé respondió de una forma completamente inesperada, ya que se dio cuenta de inmediato de que esa mancha roja estaba en su frente e intentó quitársela con las manos. Lo mismo ocurrió, por ejemplo, con gorilas, pero no con otros animales, que atacaron al espejo pensando que lo que veían no era su propio reflejo, sino un rival.

Se han hecho otros muchos experimentos para evaluar el nivel de conciencia en los que han involucrado a animales tan diversos como elefantes, delfines o cuervos. Todos ellos mostraron que tenían la capacidad de reconocerse, algo que, como digo, se había considerado una cualidad exclusiva de los humanos.

Por otro lado, hay evidencias que muestran que durante ciertas prácticas físicas —como el yoga, otras técnicas respiratorias o masajes terapéuticos—, muchas personas han sido capaces de recordar experiencias de gran intensidad emocional que vivieron cuando eran tan solo unos niños. Esto ha hecho pensar que tal vez la conciencia no sea algo que pueda circunscribirse exclusivamente a la actividad cerebral, sino que de alguna manera, en ese darse cuenta que es propio de la conciencia, el cuerpo también podría jugar un papel de enorme relevancia.

Por si esto fuera poco, existen situaciones documentadas en las que algunas personas que han sufrido una parada cardiorrespiratoria afirman haber salido de su cuerpo y, desde el techo de la habitación, haber observado las maniobras que hacían para reanimarlas. Ha sido la gran precisión con la que describían estos momentos lo que ha dado mayor credibilidad a tales relatos. No cabe duda de que este tipo de «experiencias fuera del cuerpo» —de las cuales ya son más bien pocos los que se burlan—, añade un elemento nuevo de complejidad en lo que a la conciencia, a esa capacidad de darse cuenta, se refiere.

Cualquiera que haya leído a san Juan de la Cruz, Teresa de Ávila, Lao Tzu, Confucio, Kabir, Rumi o Nisargadatta, se dará cuenta enseguida de que todos hablan de una dimensión de la realidad con la que al parecer ellos han entrado en contacto y que para muchos de nosotros resulta chocante, por no decir incomprensible.

Hay neurocientíficos que sostienen, por ejemplo, que las visiones de santa Teresa en la que hablaba de un encuentro con Dios eran la consecuencia de una epilepsia que afectaba a su lóbulo temporal que, como se sabe bien en medicina, puede producir complejas alucinaciones asociadas a un gran componente emocional.

Otros neurocientíficos no comparten esta visión y se preguntan cómo es posible que si las percepciones de todos estos místicos eran tan solo alucinaciones, fueran, sin embargo, capaces de tener un impacto tan grande en tantos millones de personas a lo largo de tantos siglos.

Como siempre en la vida, hay que ser respetuoso con los distintos puntos de vista, y no se puede dogmatizar, sobre todo cuando se habla de algo de características tan «escurridizas». Por eso ha de ser decisión de cada uno el embarcarse en su propio proceso de cuestionamiento, investigación, reflexión y experimentación para sacar sus conclusiones con relación a un tema tan relevante como es la naturaleza de la conciencia. Y es importante porque en este proceso de investigación puede ser transformada por completo la relación que mantenemos con nosotros mismos, con los demás y con el mundo.

Si hacemos un breve recorrido histórico, observaremos, por ejemplo, que los llamados físicos teóricos se dieron cuenta de que el mundo subatómico era muy diferente del físico hasta entonces conocido. A partir de tales observaciones nació la física cuántica.

Mucho antes, en el siglo XVII, un investigador italiano llamado Galileo creó unas lentes que permitían ampliar veinte veces aquello que se observaba. Con dichas lentes fabricadas por él mismo e incorporadas a un telescopio de origen holandés, pudo observar las lunas de Júpiter girando alrededor del planeta. Fue en ese mismo instante cuando comprendió que la teoría geocéntrica que se había mantenido durante muchos siglos y que sostenía que todos los cuerpos existentes en el universo giraban alrededor de la Tierra, era completamente errónea.

Esta capacidad de tomar conciencia está en el centro de los avances que la humanidad ha experimentado a lo largo de su historia. No cabe duda de que tanto Galileo como los físicos teóricos y muchos otros investigadores que aprendieron a ver las mismas cosas de una forma diferente se enfrentaron a duras críticas y castigos. Esto ha sido así siempre y es la consecuencia de que cuando se cambia un paradigma, cuando se descubre una nueva manera de ver las cosas, también se sienten amenazadas aquellas personas e instituciones que han ganado poder, prestigio y notoriedad a base de mantener ese paradigma, esa forma de entender la realidad.

No solo vemos estas resistencias y enfrentamientos en científicos y religiosos, sino que también lo hemos visto tristemente en la política cuando, por ejemplo, se consideraba que las mujeres no tenían derecho al voto. Lo más sorprendente es que sea, precisamente, en el mundo de la ciencia, tan dedicado a conocer la verdad de las cosas, donde encontremos tantos casos de esta resistencia a nuevas formas de entender esas mismas cosas.

Al gran físico Albert Einstein se le rechazó para ocupar una plaza de profesor asociado en una universidad alemana porque el trabajo que presentó como aval de su capacidad investigadora tenía, para el tribunal de admisión, tan solo cierto valor estético, pero carecía por completo de valor práctico. Ese trabajo —sin aparente valor práctico— era ni más ni menos que su famosa teoría de la relatividad, y que años después le daría fama mundial y le consagraría como uno de los más grandes científicos que han existido.

Hasta ahora he hablado de un «darse cuenta» que tiene enormes repercusiones en lo que se refiere a los avances tecnológicos. Sin embargo, este libro trata de otro «darse cuenta», uno que tiene que ver con los avances científicos, pero sobre todo con los avances psicológicos. Me refiero a un tipo de investigación donde el telescopio no mira hacia fuera para poder descubrir nuevas lunas, planetas, estrellas, galaxias o supernovas, sino que se dirige hacia dentro para explorar, conocer y mostrar esas maravillas que habitan en nuestro interior y que, con frecuencia, escapan a nuestra conciencia.

Resulta sorprendente ver lo mucho que hemos avanzado tecnológicamente y lo poco que lo hemos hecho psicológicamente. Hoy se habla a menudo de colonizar Marte o de llevar microchips incorporados que hagan registros de nuestro estado de salud, pero poco de cómo ser menos violentos y egoístas o de cómo cooperar más y mejor unos con otros. Además, confundimos el bienestar subjetivo, el poder y las posesiones con la felicidad, y preferimos mirar hacia otro lado y distraernos en lugar de preguntarnos por qué, a pesar de todos los avances económicos y tecnológicos, no parece que seamos en conjunto una sociedad más feliz.

A lo largo de la historia sí ha habido individuos y sociedades enteras que han orientado sus «instrumentos de observación» no hacia fuera, sino hacia dentro. Su objetivo era conocer y comprender la condición humana para descubrir de dónde procedían sus luces y de dónde también sus sombras. Se trataba de auténticos científicos que, movidos por su enorme curiosidad, exploraron donde nadie antes lo había hecho. En Oriente tenemos personas de la talla de Buda, de Lao Tzu o de Confucio. En Occidente podemos nombrar a Sócrates, a Platón, a Heráclito, a Parménides, a Epicteto y a muchos otros que les siguieron. Además, estos científicos nos hablaban de sus descubrimientos de una forma particular, con un lenguaje muy próximo a la poesía. Era como si las palabras y las expresiones habituales que conocían fueran totalmente insuficientes para describir lo que habían visto y vivido. Empleaban el lenguaje como quien utiliza un dedo para apuntar, para señalar, hacia un determinado lugar. Era todo lo que podían hacer, ya que, según ellos, solo la experiencia directa y subjetiva nos conecta con ese mundo de posibilidades con el que, de alguna manera, ya habían entrado en contacto.

Hoy, disciplinas como el yoga, la oración, la meditación o el qi gong son como un «puente» que nos ayuda a cruzar desde este mundo cotidiano con el que todos estamos familiarizados a ese otro más sutil y transformador en el que se produce una nueva percepción acerca de la naturaleza de las cosas.

La dificultad para abrirse a estas observaciones y prácticas está probablemente en el hecho de que durante mucho tiempo un gran número de personas las han asociado de manera automática a religiones institucionalizadas, a filosofías esotéricas o a algo puramente espiritual y de poca o nula practicidad.

Hay que entender que aunque para muchos las prácticas religiosas y espirituales tienen un gran valor porque las asocian con marcados beneficios en sus vidas, para otros la simple mención de algo que suene a religioso, esotérico o espiritual les produce un rechazo automático. Somos hijos de nuestra historia y no todos hemos tenido idénticas vivencias en relación con los mismos temas. Hemos visto, por ejemplo, cómo en nombre de Dios se han hecho cosas extraordinarias y cómo, también en nombre de Dios, se han hecho cosas espantosas. Esta asociación entre la investigación de la naturaleza de la conciencia y temas aparentemente ligados a la espiritualidad o incluso a la religión ha dificultado, en gran medida, que algunos de los descubrimientos realizados por los científicos de la mente hace ya muchos siglos se hayan conocido y extendido a mayor velocidad. Esta resistencia está, sin embargo, cambiando muy deprisa.

Junto a la enorme necesidad de claridad, de serenidad y de confianza que todos tenemos para saber adaptarnos a un mundo tan convulso y complejo, se han sumado los asombrosos hallazgos sobre los efectos que la meditación y, más en concreto el *mindfulness,* tienen sobre el cerebro y sobre el resto del cuerpo.

A la parte de la neurociencia que estudia dichas prácticas meditativas se la conoce como neurociencia contemplativa. Ha sido, precisamente, este puente entre las prácticas contemplativas y la ciencia el que ha logrado que algo tan ancestral sea percibido en la actualidad como novedoso, moderno, necesario y sumamente atractivo.

Hoy se enseña *mindfulness* en multitud de colegios, universidades, hospitales y empresas de todo el mundo. No dejan de aparecer artículos científicos que hablan de la importancia de su práctica para mejorar la salud, combatir el estrés, la ansiedad, la depresión y potenciar la creatividad.

Google, en su cuartel general situado en Mountain View —muy cerca de Palo Alto, en Silicon Valley—, desarrolló un programa de gran éxito que enseñaba *mindfulness* a sus empleados. La aportación de la ciencia en este sentido ha sido clave, y clave ha sido también el impacto que han tenido una serie de científicos en ello.

> Aunque el *mindfulness* utiliza una serie de herramientas muy específicas, no es en sí tan solo un conjunto de ejercicios, sino que representa una forma diferente de vivir.

A través de su práctica se descubre una forma nueva y mucho más enriquecedora de relacionarnos con nosotros mismos, con otras personas y con la propia Vida. De ahí emerge su extraordinario valor y su gran capacidad para transformar cada aspecto de nuestra existencia.

El *mindfulness* no solo lleva a una expansión de la conciencia —es decir, a ver más y con mayor profundidad—, sino que también nos ayuda a descubrir quiénes somos en realidad y qué es aquello que constituye nuestra verdadera identidad. Sin embargo, todo lo que digamos en este sentido solo podrá ser como «el dedo que señala a la luna». De ninguna forma puede sustituir el hecho de señalar a lo que supone la experiencia directa de estar en la luna, de caminar por sus cráteres o de tocar su suelo. Y si no, que se lo pregunten a los pocos seres humanos que han podido poner los pies en la superficie de nuestro satélite.

En un mundo de prisas, donde la inercia por un lado y la comodidad por otro van de la mano, «fabricar» el tiempo necesario para dedicarlo a la práctica contemplativa exige no solo de un elevado nivel de compromiso, sino, sobre todo, de un «darse cuenta» de que esa dedicación es algo que realmente merece la pena. Por eso la pregunta que te invitaría a hacerte no es cuánto esfuerzo y tiempo te va a costar, sino hasta dónde te puede llevar.

2
Vivir más y mejor

He descubierto que toda la infelicidad del hombre deriva de una sola causa: su incapacidad para mantenerse en quietud en su habitación.

Blaise Pascal

El *mindfulness* es la capacidad de estar plenamente presente, momento a momento, en lo que está ocurriendo aquí y ahora. En esta atención plena nos relacionamos con lo que nos está pasando con la actitud curiosa de un científico y no con la enjuiciadora de «esto me gusta y lo quiero» y de «esto no me gusta y lo rechazo».

Durante su práctica, uno no queda atrapado en las valoraciones e interpretaciones de la mente dualista con sus apegos y aversiones, sino que se lleva la atención una y otra vez a la experiencia directa de los sentidos.

El *mindfulness* es, como ya he dicho, sumamente contraintuitivo, y esa es una de las razones por las que una mente tan racional como la nuestra se resiste a una práctica que necesariamente ha de ser sostenida en el tiempo para que realmente se aprecie su grandísimo valor y el enorme impacto que puede llegar a tener en cada aspecto de nuestra vida.

El *mindfulness* nos ayuda a ganar tiempo porque aumenta nuestra eficiencia, la capacidad de estar atentos y concentrados, la de comprender, de aprender y la de ser más creativos. Además, nos mantiene mucho más serenos y equilibrados frente a los obstáculos, los retos e incluso frente a eso a lo que llamamos adversidades. También mejora las relaciones interpersonales porque no solo desarrolla la capacidad de empatizar con los demás, sino la de querer y perdonar.

En esta mirada interior, una de las cosas que más nos va a sorprender y posiblemente también a fascinar es la profunda interacción que existe entre los procesos mentales y los fisiológicos.

Todos hemos leído u oído hablar de los efectos devastadores del distrés —la forma dañina del estrés— en la salud y en la productividad. También somos conscientes del elevado consumo de ansiolíticos y antidepresivos en muchos países del mundo. No hay que ser un genio, por tanto, para asociar de alguna manera el distrés con fenómenos como la ansiedad o con la depresión.

La utilización específica del *mindfulness* para gestionar mejor situaciones de distrés, ansiedad o depresión —que causan tanto sufrimiento innecesario— es una de las razones por las que su práctica se está extendiendo a tal velocidad. De hecho, hay estudios que muestran que su efecto puede llegar a ser más potente que el tratamiento con algunos de los mejores ansiolíticos y antidepresivos que se utilizan hoy. Por eso, muchos psicólogos y psiquiatras han incorporado en las consultas su enseñanza.

Para profundizar en estos aspectos tan beneficiosos vamos a explorar cómo la práctica contemplativa influye en lo que me gusta denominar «el sistema de mantenimiento y reparación de nuestro organismo».

Es de muchos conocido que todo lo que hay en el mundo requiere de un determinado «mantenimiento» si se quiere reducir la velocidad a la que se deteriora. Existe en la naturaleza, como bien nos recuerda la termodinámica, una tendencia a la entropía, esto es, al desorden. Mantener un determinado orden exige energía y dedicación, e, incluso, a veces, por qué no reconocerlo, un elevado nivel de compromiso. No solo los coches o las casas se van estropeando con el paso del tiempo, sino que también nuestra musculatura va perdiendo consistencia y fuerza a partir de cierta edad. Por eso, muchas personas que regularmente practican ejercicio físico —que es, sin duda, una forma de mantenimiento—, consiguen reducir de forma significativa la velocidad a la que su masa muscular envejece.

También es sabido que si no hacemos revisiones periódicas al coche, tal vez el día menos pensado nos deje tirados en la carretera. Un matrimonio, una pareja que no lleve a cabo «funciones de mantenimiento», notará cómo los lazos afectivos se van debilitando, y lo que inicialmente se vivía como un intenso amor acaba convirtiéndose, casi sin darse cuenta, en una mezcla de cariño y rutina.

Si indagamos en los últimos avances de la neurociencia —sobre todo de la afectiva y de la contemplativa—, descubriremos claves fascinantes que nos pueden ayudar a reducir de manera importante ese deterioro al que se ven sometidos el cuerpo, la mente y quizás también nuestra alma. El no tomarnos en serio su cuidado, antes o después tendrá, probablemente, consecuencias negativas para nuestra vida.

Cuando se habla de neurociencias solemos hacer referencia a aquellas zonas del cerebro que nos parecen más fundamentales, como es la corteza cerebral gracias a la cual podemos ver, oír, pensar o hablar. O de partes como el cerebro emocional o sistema límbico que nos permite poder experimentar sentimientos. Sin embargo, hay otras regiones del sistema nervioso y que incluye núcleos en distintas partes del encéfalo y nervios que se extienden a lo largo y ancho del cuerpo a las que pocas veces prestamos suficiente atención. Una de estas se conoce como sistema nervioso vegetativo o sistema nervioso autónomo, y tiene como misión fundamental regular todas las funciones del organismo, desde las que parecen más sencillas hasta las que son increíblemente complejas.

De las dos partes del sistema nervioso vegetativo, que se conocen como sistema nervioso simpático y sistema nervioso parasimpático (figura 1), una de ellas, el parasimpático, es precisamente el máximo responsable de cuidar de las células y tejidos, y de que no les falten los recursos que precisan para llevar a cabo sus complejas funciones. Y es también el encargado de reducir y enlentecer el deterioro de dichas células y tejidos para que así podamos vivir no solo más, sino también mejor.

No solo el sistema nervioso parasimpático tiene un papel relevante en lo que a los órganos internos se refiere, sino que también el simpático lo tiene. De este depende en gran medida la reacción de protección que se pone en marcha en el organismo en momentos de alerta y, sobre todo, en momentos de alarma. Por él nos mantenemos atentos y activos en situaciones que son novedosas y en las que existe un claro componente de incertidumbre. También le debemos la capacidad de escapar de un ataque gracias, entre otras cosas, a la redistribución del riego sanguíneo que lleva a cabo. En una situación de amenaza, la sangre llega en mayor proporción a los músculos que a otras regiones del organismo, como puede ser el aparato digestivo.

Cuando uno tiene que correr, no es buen momento de hacer un alto para comer. Sin embargo, cada vez que se activa de manera intensa el sistema nervioso simpático, el organismo acumula un determinado grado de desgaste llamado carga alostática. Imaginemos, por ejemplo, la sobrecarga que supone para el corazón tener que latir con mucha mayor fuerza y velocidad en situaciones en las que uno siente que su vida corre peligro.

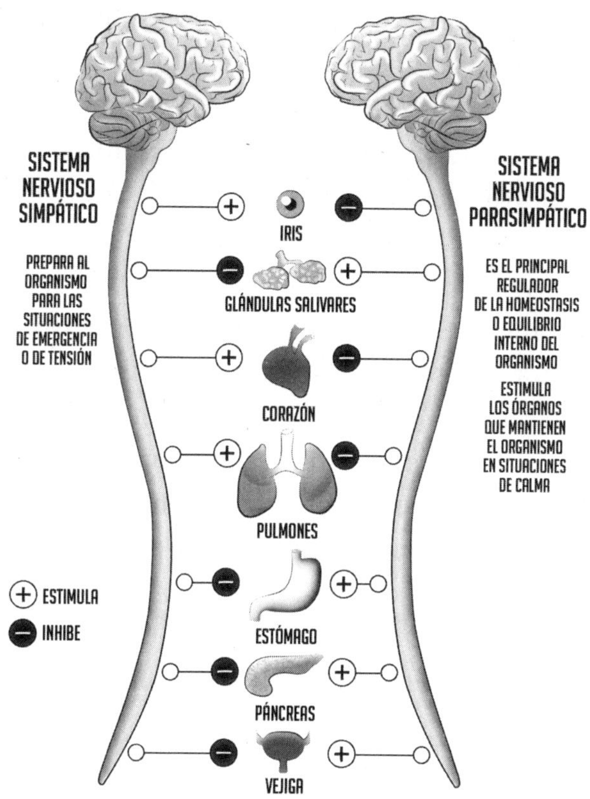

Figura 1

Vivimos en una sociedad marcada por la incertidumbre, la volatilidad, la complejidad y el cambio. Este es un mundo al que con frecuencia se le conoce como VUCA —*Volatility, Uncertainty, Complexity, Ambiguity*—. Muchas personas están viviendo este nuevo mundo de cambios vertiginosos como una amenaza y, por eso, están sufriendo las consecuencias de una activación prolongada del sistema nervioso simpático.

El sistema simpático es clave en la reacción de estrés y esta reacción se produce ante lo nuevo, lo desconocido, lo no familiar, lo que no controlamos. Hoy ya se habla en ciertas publicaciones y artículos científicos de que existe una verdadera «epidemia de cortisol» —el cortisol es una hormona que es liberada por las glándulas suprarrenales sobre todo cuando hay una activación sostenida del sistema nervioso simpático—. Esto sucede generalmente en presencia de un desafío que se vive no como una oportunidad para aprender, mejorar, crecer y evolucionar, sino como una verdadera amenaza, sea esta de naturaleza física o sea emocional. Por eso es importante aclarar que no solo merecen el calificativo de amenazas las situaciones que ponen en peligro la integridad física, sino también aquellas que pueden hacer peligrar nuestras posesiones, nuestro estatus o la pertenencia a un grupo determinado.

Si la sensación de amenaza se mantiene durante un tiempo prolongado, las cifras de cortisol pueden llegar a ser un 50 por 100 mayores de lo que se considera normal. Además de la variación en los niveles de cortisol en sangre, también se altera el patrón normal de activación del cortisol, un patrón que sigue el ritmo de la luz.

Los aumentos del cortisol están asociados a cuadros psicológicos como la ansiedad y la depresión. Además, provocan un deterioro progresivo del organismo, observándose con frecuencia una reducción de la masa muscular y también de la ósea, que facilita, por ejemplo, que tengamos con más probabilidad una fractura tras una caída.

Los efectos negativos de la activación intensa y prolongada del sistema nervioso simpático no solo conducen a través del cortisol a un mayor desgaste del cuerpo, sino que tienen también un efecto realmente sorprendente en las partes más íntimas de la célula.

Dado que hablamos de observaciones extraordinariamente finas, ha sido esencial el desarrollo de tecnologías como la microscopía electrónica para poder ver lo que ocurría en estructuras tan sumamente pequeñas.

Las investigaciones llevadas a cabo por la doctora Elizabeth Blackburn con madres que tenían hijos con problemas neurológicos severos asociados a conductas difíciles, mostraron algo realmente curioso en este sentido. Aquellas madres que tenían que hacer frente en soledad a los grandes desafíos que sus hijos les planteaban, tenían una reducción en los niveles de la enzima telomerasa y, además, la longitud de sus telómeros era mucho menor de la que cabría esperar en mujeres de esa misma edad.

Continuando con sus estudios observó que si estas mujeres compartían sus emociones y, de alguna manera, se sentían comprendidas y apoyadas, la longitud de los telómeros progresivamente aumentaba y también se elevaban, como era de esperar, las cifras de telomerasa.

En el año 2009, la doctora Blackburn, de origen australiano obtuvo, junto a Carolyn Widney Greider y Jack Szostak, el Premio Nobel de Medicina por el descubrimiento de una nueva enzima: la telomerasa. Recordemos que las enzimas son estructuras moleculares muy complejas que entre otras funciones tienen la de incrementar de manera extraordinaria la velocidad a la que tienen lugar ciertas reacciones químicas de las células.

Sabemos que dentro de los cromosomas está el ADN, el cual se encuentra plegado de una forma geométrica determinada y sumamente precisa. Los telómeros son unas estructuras que se hallan en los extremos de los cromosomas y que de alguna manera son esenciales para mantener la configuración geométrica de la molécula de ADN dentro de dichos cromosomas. La pérdida de tal configuración geométrica impediría a la célula dividirse y, por supuesto, a los genes poder ser leídos —denominamos gen a cada unidad de información de la doble hélice que constituye el ADN. Cada gen cuando es leído da lugar a que se fabrique un determinado péptido, que no es más que una cadena de aminoácidos. Al unirse unas cadenas de péptidos con otras, forman unas estructuras moleculares muy complejas que son las proteínas. Tenemos aproximadamente unos veinte mil genes, los cuales codifican todas las proteínas que forman nuestro cuerpo—.

Cuando pasado un determinado tiempo una célula se tiene que dividir, también ha de duplicarse el número de cromosomas que dicha célula posee. De esta manera cada una de las dos células hijas resultantes de tal división contendrá en el interior de su núcleo el mismo número de cromosomas que tenía la célula de la que proceden y que es de cuarenta y seis.

En este proceso de duplicación cromosómica y división celular los telómeros se acortan, pero si lo hacen más allá de una determinada longitud, cuando las nuevas células hijas tengan que dividirse para dar lugar a su vez a dos células hijas, no podrán hacerlo. Una vez llegado a su estado máximo de madurez, estas células que no pudieron dividirse extendiendo así su tiempo de vida a través de sus células hijas, acabarán muriendo. Por eso la longitud del telómero se utiliza hoy como uno de los marcadores que permiten hacer una predicción sobre el tiempo que una persona puede llegar a vivir.

Muchos científicos no entendían por qué cuando los telómeros alcanzaban un determinado acortamiento volvían a alargarse. Nadie sabía qué era lo que reparaba el telómero para que volviera a tener la suficiente longitud como para que una célula siguiera dividiéndose y formando hijas en ese proceso fascinante que se denomina mitosis. Fueron precisamente los doctores Blackburn, Greider y Szostak los que descubrieron que era una enzima la que llevaba a cabo el mantenimiento de los telómeros. A esta enzima le pusieron el nombre de telomerasa.

Curiosamente, en los tumores malignos sus niveles son muy elevados y por eso la célula puede reproducirse una y otra vez y parece que nunca envejece. En la actualidad Elizabeth Blackburn está buscando maneras de que estas células malignas dejen de producir cantidades tan altas de telomerasa.

Como ya he dicho, la doctora Blackburn comprobó en el estudio con aquellas madres que tenían niños con patologías cerebrales que cuando ellas debían hacerse cargo de sus hijos casi de forma solitaria, el nivel de tensión en el que estas mujeres vivían se traducía, entre otras cosas, en un acortamiento de sus telómeros y en una reducción de las cifras de telomerasa. Lo interesante es que cuando Blackburn organizó un encuentro entre ellas para que no solo se conocieran, sino para que también compartieran sus emociones y se sintieran apoyadas, la longitud de los telómeros aumentó y también se elevaron las cifras de telomerasa.

Resulta fascinante ver que una parte del sistema nervioso vegetativo, el parasimpático, que como sabemos es el que se encarga del mantenimiento de los tejidos y de reducir su deterioro y envejecimiento, también se activa cuando una persona no se siente sola a la hora de hacer frente a las dificultades y los desafíos. En lo fisiológico, y conociendo la misión que tiene el sistema parasimpático de reducir el envejecimiento, qué duda cabe de que su activación es de gran relevancia en la reparación de los telómeros.

Encontrar momentos para estar a solas y saberse recoger en la quietud y en el silencio, al menos durante unos minutos al día, es necesario para mantenerse sano y equilibrado. Sin embargo, sentirse «solo ante el peligro» —sobre todo en instantes de gran dificultad— parece que es altamente contraproducente para el organismo. Por eso es primordial que aquellas personas que no consiguen conectar, por la razón que sea, con otros individuos, piensen en la posibilidad de adoptar un animal de compañía con el que crear un vínculo afectivo importante.

A la vista de todo lo comentado, urge hacernos una pregunta de bastante calado: ¿es posible que el afecto, el cariño, el amor, sean protectores naturales contra el deterioro y el envejecimiento de los tejidos? Esta cuestión podría, sin duda, desafiar a un intelecto como el nuestro tan supuestamente lógico, razonable y cartesiano. Por eso quiero traer aquí el discurso que el gran matemático John Forbes Nash impartió tras recibir el Premio Nobel de Economía, en el que nos habla de la dimensión profunda del amor y que queda recogido en la película *Una mente maravillosa:*

> Yo siempre he creído en los números, en las ecuaciones y lógicas que llevan a la razón. Pero tras una vida de tales actividades me he preguntado: ¿qué es la lógica?, ¿quién decide dónde está la razón?
>
> Mi búsqueda me ha llevado de lo físico a lo metafísico, pasando por lo alucinatorio y vuelta atrás. He hecho, finalmente, el descubrimiento más importante de mi carrera, el descubrimiento más importante de mi vida. Es solo en las ecuaciones misteriosas del amor donde se puede encontrar la verdadera lógica, la auténtica razón.

Da la impresión de que las investigaciones de Nash sobre la teoría de juegos no solo le hicieron merecedor en 1994 del máximo galardón en economía, sino que, además, le permitieron descubrir algo que solo ciertos investigadores en el campo de la medicina han podido demostrar y que nos es otra cosa que el poder curativo y reparador del verdadero amor.

Resulta curioso que cuando nos sentimos amenazados por los demás, cuando vemos al otro no solo como distinto, sino también como distante, nuestra fisiología, el funcionamiento de nuestro cuerpo, cambia radicalmente. Esto es la consecuencia de activar el «piloto de alarma», el «detector de peligro».

A nadie se le escapa que el mayor número de víctimas que la humanidad ha padecido no ha sido causado por fenómenos naturales como pueden ser los terremotos o los huracanes, sino que la mayoría de las víctimas en su conjunto han sido por un lado el resultado de las enfermedades y por otro el de la violencia de las personas. Solamente durante la Segunda Guerra Mundial hubo más de cincuenta millones de muertos. Por eso, porque la violencia forma parte de la condición humana, tenemos un sistema llamado de neurocepción que nos permite reconocer si quien se acerca lo hace con buenas intenciones o no.

Pequeños gestos o sutiles cambios en el tono de voz nos revelan cuál es el verdadero propósito de esa persona que se aproxima. No es un sistema infalible, pero sí resulta bastante preciso y ventajoso. Es importante recordar que cuando nos sentimos en peligro y se activa nuestro «piloto de alarma», el sistema nervioso simpático también se activa movilizando sangre a los músculos por si tenemos que defendernos, quedarnos muy quietos o salir corriendo de allí.

Cuando esta zona del sistema nervioso se activa, comienza a consumir gran parte de la energía que se genera a partir del metabolismo energético —conjunto de reacciones celulares encaminadas a obtener, a partir de la glucosa, los ácidos grasos y el oxígeno, la energía que se precisa para que la célula pueda llevar a cabos sus distintas funciones—. Al producirse la activación del sistema nervioso simpático y demandar este para su funcionamiento tal cantidad de energía, se reduce la disponible para que el otro sistema —el parasimpático— pueda cuidar de las células, favorecer su función y reducir el desgaste que experimentan. Por eso las personas que viven crónicamente tensas, asustadas o enfrentadas siempre a los demás y al mundo experimentan con frecuencia un mayor deterioro de sus tejidos y un envejecimiento más precoz. Esto quiere decir que muchas enfermedades están desencadenadas parcial o totalmente por esta sensación de sentirse siempre en peligro. La propia impresión de verse amenazado puede, además, aumentar la producción de las citoquinas inflamatorias, sustancias muy dañinas para gran número de células del organismo.

> En un experimento llevado a cabo por la Universidad de Heidelberg, en Alemania, se entrevistó a un joven médico que optaba a una plaza en un hospital adscrito a dicha universidad. Sin que aquel médico lo supiera, estaba formando parte de una investigación. Además de existir una cámara oculta para ver sus reacciones, los entrevistadores representaban un papel. Se trataba de hacer que el aspirante a dicha plaza se sintiera incómodo con las preguntas, comentarios y miradas de los miembros del tribunal.
>
> Después de la entrevista y utilizando un pretexto se le hizo una analítica. El resultado fue la presencia de una cantidad anormal de citoquinas en su sangre.

Además, dicho aumento de citoquinas se acompaña de una reducción en la cifra de diversos tipos de células del sistema inmunitario, células que nos protegen, por ejemplo, de las infecciones. Resulta inspirador saber que cuando una persona no se siente amenazada por otra, sino que, al contrario, existe una voluntad de acercamiento, conexión emocional y colaboración, algo sorprendente pasa en su cuerpo. El sistema de neurocepción lo capta y activa el nervio vago, parte esencial del sistema nervioso parasimpático. Recordemos que este juega un papel fundamental en el mantenimiento de la función celular y en la reparación de los tejidos.

La activación del nervio vago reduce, por ejemplo, la liberación de citoquinas inflamatorias después de un infarto cardiaco o cerebral. Las citoquinas aumentan el daño producido por la falta de llegada de sangre al tejido cardiaco o cerebral. Además, este nervio produce acetilcolina, que estimula a las células del sistema inmune para evitar así la infección del tejido muscular o cerebral que se ha necrosado, que ha muerto por falta de oxígeno. Por eso es fundamental que una persona que sufre un infarto cardiaco o un ictus cerebral se sienta acompañada y querida.

Desde un punto de vista fisiológico, el amor mejora la salud y reduce la extensión del daño producido.

Hay también algo a lo que hoy se le da gran importancia en cuanto a su capacidad para predecir la salud de una persona. Inicialmente se estudió en bebés, sobre todo en prematuros, pero pronto se extendió al mundo de los adultos. Se trata de lo que se conoce como variabilidad cardiaca.

Sabemos que el electrocardiograma nos da información sobre la frecuencia y el ritmo cardiacos. Sabemos, por ejemplo, que los deportistas tienen menor frecuencia cardiaca porque, al tener corazones más robustos y entrenados, pueden mantener la oxigenación de las células con un menor número de contracciones.

Por otra parte, las arritmias, las alteraciones en la regularidad del ritmo cardiaco —si son como las extrasístoles auriculares aisladas— suelen carecer de especial importancia. No obstante, cuando son de otro tipo como, por ejemplo, la taquicardia ventricular, sí tienen una extraordinaria relevancia. Por eso algunas clases de arritmias han de ser tratadas con distintos métodos para evitar así problemas mayores.

Hay, sin embargo, un tipo de arritmia fisiológica, completamente normal, y que se denomina arritmia respiratoria. En este caso, el corazón late más deprisa durante la inspiración y más despacio durante la espiración. Para detectarla hay que hacer medidas más precisas que la simple observación de un electrocardiograma de reposo. Lo más interesante en este sentido es que cuanto mayor sea la diferencia entre el aumento de la frecuencia cardiaca durante la inspiración y la disminución de la misma durante la espiración, mejor funciona ese corazón y más sano está. A esto se le llama variabilidad cardiaca. Por consiguiente, tener una mayor variabilidad cardiaca indica mejor salud que tener una menor.

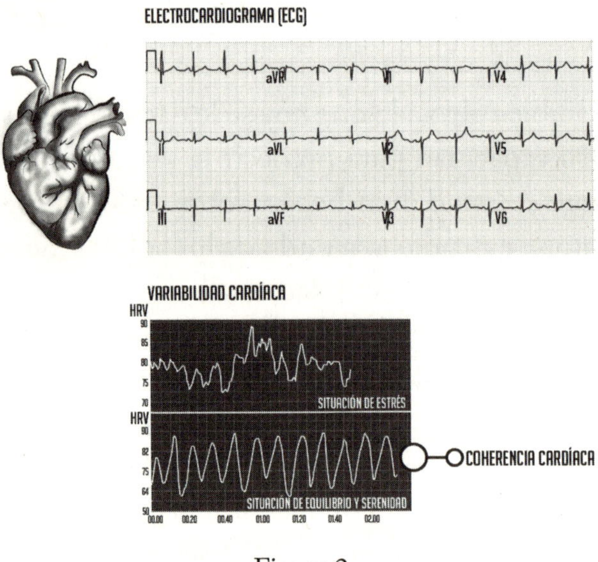

Figura 2

La variabilidad cardiaca depende del buen funcionamiento de una de las partes del nervio vago. Esta parte —llamada vago anterior— se origina en el denominado núcleo ambiguo del bulbo raquídeo en el tronco del encéfalo y termina mayoritariamente en el corazón. Los bebés prematuros que nacen con un menor desarrollo del nervio vago anterior tienen más riesgo de muerte súbita.

Muchas investigaciones llevadas a cabo en este sentido demuestran que la variabilidad cardiaca se incrementa cuando uno practica en su interior la compasión hacia otros seres humanos —recordemos que un aumento de la variabilidad cardiaca indica una mejoría importante en la salud—. Hay momentos en los que esas alteraciones de la frecuencia cardiaca durante la respiración adoptan un patrón muy armónico caracterizado por ondas de gran amplitud. Cuando este patrón se produce, hablamos de coherencia cardiaca.

El estado de coherencia cardiaca se asocia a la reducción en las cifras de cortisol —no hay que olvidar el efecto dañino de las elevaciones prolongadas en el tiempo del cortisol— y a una elevación de la dehidroepiandrosterona (DHEA).

La DHEA es una hormona precursora de los estrógenos y de la progesterona producida por la zona reticular de las glándulas suprarrenales, que, como su nombre indica, se encuentran situadas encima de ambos riñones.

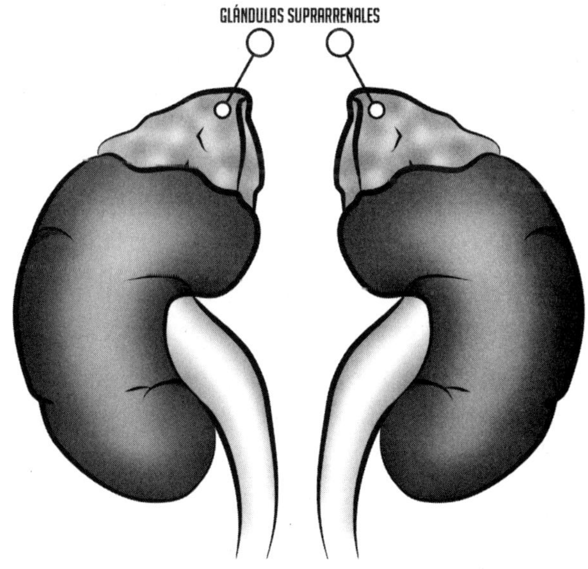

Figura 3

Los bajos niveles de DHEA se han asociado a diversos trastornos inmunes, agotamiento, obesidad abdominal, enfermedad cardiaca y diabetes. Sin embargo, los niveles elevados de DHEA, que como he comentado se producen en los estados de coherencia cardiaca, tienen los siguientes efectos:

— Reduce la intensidad de los cuadros de ansiedad o depresión.
— Mejora la memoria.
— Protege al corazón.
— Genera sentimientos de bienestar, energía y vitalidad.
— Estimula la actividad protectora del sistema inmune.
— Reduce las cifras de colesterol.
— Favorece el crecimiento de la masa muscular y ósea.

La DHEA, asimismo, reduce el envejecimiento y es un antagonista natural del cortisol. Ambos pueden ser medidos no solamente en sangre, sino también en saliva mediante técnicas de radioinmunoensayo. Además, los estados de coherencia cardiaca aumentan los niveles en sangre del factor natriurético atrial (ANF), el cual interviene en la regulación del equilibrio de agua y sales minerales, teniendo un efecto regulador sobre vasos sanguíneos, riñones, glándulas suprarrenales y cerebro.

Curiosamente, cuando además de estarse registrando el estado de coherencia cardiaca se está registrando simultáneamente el ritmo cerebral a través de un electroencefalograma, se ve que el propio cerebro empieza a cambiar su ritmo y que los dos hemisferios cerebrales incrementan su grado de interacción, algo que se conoce como sincronización cerebral. Cuando ambos hemisferios, el izquierdo —más calculador, conceptual y organizador— mejora su comunicación con el derecho —más imaginativo y más emocional—, también se mejora la atención, la comprensión y el aprendizaje.

De igual modo, la sincronización cerebral favorece el proceso creativo, y por eso se encuentran nuevas soluciones para viejos problemas. Por si esto fuera poco, a través de un electrogastrograma —una tecnológica capaz de medir la actividad eléctrica del estómago (no olvidemos que el tubo digestivo tiene quinientos millones de neuronas, un número cinco veces superior al de las neuronas de la médula espinal)— se puede observar que el estómago y el tubo digestivo, en general, también se sincronizan con el corazón y el cerebro.

Da la sensación de que el nervio vago y el sistema nervioso parasimpático, en su conjunto, contribuyen a que las distintas partes del organismo funcionen de una manera colaborativa. Esto es importantísimo para el mantenimiento de nuestro equilibrio interno u homeostasis.

No olvidemos tampoco que el correcto funcionamiento del tubo digestivo es esencial para mantener nuestra salud, tanto la mental como la física. El tubo digestivo no solo está relacionado con la absorción a partir de la ingesta de los nutrientes que sirven de combustible a las células y también como material de construcción, sino que, además, establece una conexión fundamental con el cerebro.

El adecuado funcionamiento del tubo digestivo depende directamente de otra rama del nervio vago que se denomina vago posterior. Cuando una persona se siente amenazada frente a otro ser humano se activa, como hemos visto ya, el sistema nervioso simpático, que nos prepara para el ataque, el bloqueo o la huida y, también se produce simultáneamente una inhibición del nervio vago.

Si la energía ha de ir a los músculos para que seamos más fuertes durante el ataque o más rápidos durante la huida, no parece que tenga mucho sentido derivar parte de esa energía para que el tubo digestivo funcione correctamente. De lo que no cabe duda es de que la activación de este mecanismo de protección frente a la amenaza hace que paguemos un elevado precio, sobre todo si dicha activación se mantiene en el tiempo.

Es importante recordar que cuando nos sentimos amenazados, angustiados, impotentes o desesperanzados existe una activación sostenida del sistema nervioso simpático que es claramente contraproducente para la salud de las células.

Hemos visto también la extraordinaria importancia que tiene el sistema nervioso parasimpático y, sobre todo, uno de sus componentes, el nervio vago, en todo lo que es la reparación y el mantenimiento del organismo. Y cómo las situaciones de excesiva tensión emocional activan de forma intensa y sostenida el sistema nervioso simpático perjudicando la salud y la longevidad. Finalmente, hemos explorado cómo en las relaciones en las que se produce un acercamiento a otro ser humano con el sincero deseo de crear vínculos de afecto y colaboración, existe una mayor activación del sistema nervioso parasimpático. Por eso sería interesante descubrir alguna práctica o sistema que fuera capaz de producir una potenciación del sistema parasimpático, del nervio vago. Esto tiene máxima relevancia cuando el equilibrio simpático-parasimpático se ha perdido como, por ejemplo, cuando alguien está experimentando una gran tensión emocional.

La hipertensión arterial somete al corazón y a las arterias a un exceso de trabajo que con el paso del tiempo, si esta hipertensión no se consigue controlar adecuadamente, puede acabar pasando factura. La presión excesiva al que se ven sometidas las arterias puede generar un endurecimiento de las mismas y una lesión de su capa más interna, la íntima —esta es la que está en contacto con la sangre, y por eso la lesión de la íntima favorece la aparición de una trombosis que al taponar la arteria impide que los tejidos reciban suficiente sangre—. Dicha situación es especialmente grave cuando la falta de riego afecta al corazón o al cerebro, dando lugar a los temidos infarto cardiaco e ictus cerebral.

Si las personas que saben que tienen hipertensión se cuidan y siguen el tratamiento médico adecuado, pueden, sin duda, evitar los problemas anteriormente citados y disfrutar de una vida larga y plena. El peligro lo tienen aquellas que, o no saben que la sufren o tienen una que resulta muy difícil de controlar a pesar de reducir el consumo de sal, mantener una nutrición adecuada, practicar con regularidad ejercicio físico y seguir la medicación apropiada.

Una campaña informativa que favorezca la revisión periódica de la tensión arterial puede detectar las hipertensiones silentes. Sin embargo, ¿cómo tratar esas otras mucho más resistentes al tratamiento médico?

Entre los científicos que más han ayudado al estudio de la hipertensión desde un punto de vista totalmente nuevo destaca el doctor Herbert Benson.

En los años setenta, Herbert Benson, un cardiólogo que a la sazón trabajaba como profesor asociado en el hospital Deaconess, uno de los principales centros adscritos a la Universidad de Harvard en Boston, se enfrentaba a un problema aparentemente insoluble: el de abordar el tratamiento de la hipertensión arterial de una forma radicalmente diferente al establecido por la medicina tradicional.

Estaban así las cosas cuando por una de estas sorprendentes casualidades o tal vez sincronicidades que hay en la vida cayó en manos de Benson una obra muy especial. Se trataba aparentemente de un simple libro de viajes, aunque para la mirada astuta de aquel cardiólogo no pasó desapercibida la relevancia médica de algo que se describía en él.

El libro era el relato de un viaje que una valiente mujer norteamericana de ascendencia oriental había hecho a los Himalayas y específicamente al Tíbet. En la época en la que aquella aventura tuvo lugar, la comunidad budista tibetana vivía todavía en su país de origen, el Tíbet. Años después los monjes budistas, liderados por el actual Dalái lama, tuvieron que buscar refugio en el norte de la India ante la invasión del Tíbet por China, la quema de cientos de monasterios y el encarcelamiento de muchos monjes y monjas budistas.

La autora de aquel libro describía en uno de los capítulos el haber visto con sus propios ojos cómo aquellos monjes hacían una práctica de meditación que tenía unos efectos asombrosos. Envueltos en sábanas empapadas en agua, cuya temperatura estaba cercana al punto de congelación, conseguían secarlas con el calor que emitían sus torsos desnudos —los médicos sabemos que es imposible que un cuerpo humano alcance la temperatura necesaria para poder secar sábanas envueltas en agua prácticamente helada—.

Sorprendentemente, Benson, lejos de pensar que aquella escritora se inventaba algo fantástico, sí dio credibilidad a su descripción. Él se planteó algo que pocos médicos habrían hecho: tal vez aquellos monjes no elevaban la temperatura del interior de su cuerpo —lo cual desde luego es incompatible con la vida, ya que a determinadas temperaturas, los procesos celulares se paralizan—, sino que eran capaces de elevar tan solo la temperatura de la piel de tal manera que la transformaran en una especie de «radiador viviente».

Fue entonces cuando intuyendo que podía estar ante un avance asombroso en el campo de la medicina mente-cuerpo, el doctor Benson tomó la resolución de viajar al norte de la India para poder hacer allí registros científicos de los monjes haciendo meditación.

Benson necesitó de varias conversaciones con el Dalái lama, conversaciones que se alargaron a lo largo de todo un año para que la máxima autoridad del budismo tibetano le permitiera hacer dichos registros. Finalmente lo autorizó, si bien cada monje debía, además, dar individualmente su consentimiento.

Con una beca del Instituto de Salud norteamericano, Benson y un equipo de científicos viajaron hasta la India, donde vive actualmente la comunidad budista tibetana a siete mil pies de altura.

Había tres cosas que el doctor Benson sabía antes de realizar el viaje. La primera era que la medicina tradicional no ofrecía por entonces ninguna alternativa. La segunda era que la activación del sistema nervioso simpático —la cual tenía lugar cuando las personas hipertensas experimentaban una situación de estrés importante— producía un incremento aún mayor de su tensión arterial. ¡Qué difícil era que estos enfermos, lo mismo que cualquier otro ser humano y ante situaciones que producen enfado, preocupación o ansiedad, no activaran automáticamente su sistema nervioso simpático!

La tercera cosa que Benson sabía, al igual que muchos otros médicos, era que la activación del sistema nervioso parasimpático podía por sí sola reducir la presión arterial protegiendo así tanto a las arterias como al corazón. Esto se había descubierto gracias a múltiples estudios con animales de experimentación y fundamentalmente en gatos y ratas.

De hecho, el doctor Walter Rudolf Hess obtuvo en 1949 el Premio Nobel de Fisiología por sus hallazgos en la organización funcional del diencéfalo y por la manera en la que este coordinaba las funciones de los órganos internos. El médico suizo hizo un mapa altamente preciso de esa región central y profunda del cerebro llamada diencéfalo. Dentro de este, y en una parte muy pequeña y oculta del mismo llamada hipotálamo (figura 4), este oftalmólogo, convertido posteriormente en investigador, localizó uno de los núcleos más importantes del sistema nervioso parasimpático bautizado, con el nombre de núcleo trofotrópico del hipotálamo —que significa núcleo ahorrador de energía y que corresponde al núcleo anterior del hipotálamo—.

Lamentablemente, la localización del núcleo principal del sistema parasimpático en el hipotálamo no parecía añadir ningún valor a la búsqueda de Benson de cómo ayudar a sus pacientes hipertensos a regular mejor su hipertensión arterial. La posibilidad de que una persona, hipertensa o no, pudiera activar el núcleo del diencéfalo de forma voluntaria se consideraba por entonces completamente imposible.

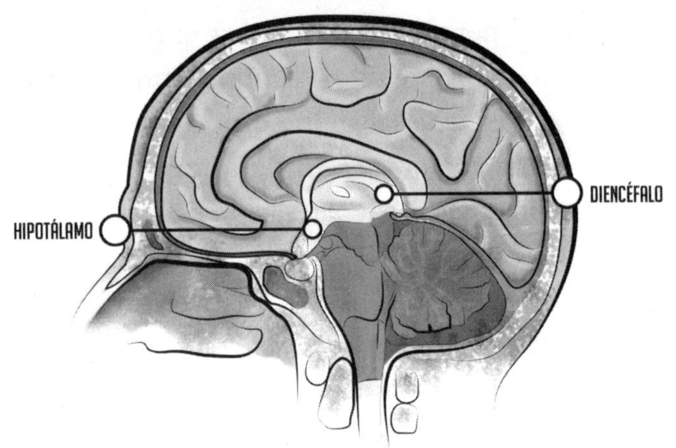

Figura 4

Después de leer el relato en el libro de viajes, Herbert Benson sabía que el responsable del aumento de temperatura de la piel tenía que ser el centro trofotrópico del hipotálamo descrito años antes por Hess, ya que la activación intensa del sistema nervioso parasimpático produce un incremento de la temperatura de la piel. Sin embargo, la medicina tradicional consideraba imposible acceder conscientemente a dicho centro en las profundidades del cerebro. ¿Sería posible que aquellos monjes tibetanos hubieran encontrado un camino para activar tal núcleo? Si esto fuera así, quizá ese mismo procedimiento que usaban para secar las sábanas podría ser aplicado por sus pacientes hipertensos para controlar su hipertensión.

Gracias a su investigación, Herbert Benson supo que los monjes habían descubierto un camino para activar el centro trofotrópico del hipotálamo. Ahora de lo que se trataba era de medir los efectos más precisos en el cuerpo y de descubrir cómo traer esa forma de meditación a Occidente y enseñarla a los enfermos hipertensos.

Los efectos probados después de múltiples estudios fueron una bajada del metabolismo y del consumo de oxígeno cercano al 70 por 100, el mayor que hasta la fecha se había registrado. Además, se observó que se producía una regularización de la tensión arterial y un aumento del óxido nítrico —una molécula que favorece el riego sanguíneo y la salud de los tejidos—. Los resultados, junto con el aumento de la temperatura corporal, señalaban claramente que la meditación era capaz de producir la activación del sistema nervioso parasimpático. Esto era precisamente lo que Benson llevaba tanto tiempo buscando.

Con el deseo de simplificar la técnica desarrolló lo que él denominó «respuesta de relajación» y que le dio una extraordinaria popularidad en los Estados Unidos, convirtiéndose en poco tiempo no solo en algo que se enseñaba a los enfermos en diferentes hospitales del país, sino que empezó también a incorporarse al currículum de muchas facultades de Medicina de los Estados Unidos.

La técnica era desconcertantemente sencilla. De lo que se trataba era de no dejarse envolver por pensamientos perturbadores que lo único que hacían era generar enfado, miedo, preocupación y ansiedad. Bastaba que la atención se enfocara en la respiración y no fuera «secuestrada» por dicho tipo de pensamientos para que se activara la respuesta del sistema parasimpático y, específicamente, del nervio vago.

Todo hacía pensar que la mayor parte de esos pensamientos automáticos producidos por nuestra mente dualista para lo único que servían era para crear tensión y favorecer la enfermedad. El doctor Benson pronto comprobó que cuando sus pacientes con hipertensión y diversos tipos de cardiopatías practicaban esta atención en la respiración mientras mentalmente contaban cada respiración de manera repetitiva, se producía una mejoría de su enfermedad e incluso evolucionaban mejor durante y después de la cirugía extracorpórea —en caso de que su patología cardiaca precisara de una intervención quirúrgica—.

El mundo debe mucho a este investigador que se atrevió a explorar con absoluto rigor un campo como es el de la meditación, y que en el entorno médico de aquella época se percibía como poco científico y mucho más relacionado con lo espiritual que con lo fisiológico. Occidente necesitaba el puente de la ciencia para dar credibilidad a tradiciones y prácticas milenarias que difícilmente hubieran aguantado el paso del tiempo si no tuvieran un claro beneficio.

La mente condicionada no deja de generar pensamientos automáticos porque es lo que sabe hacer. El problema de estos pensamientos es que enseguida se convierten en sentimientos y en reacciones corporales. Además, la mente dualista solo puede operar cuando nos arrastra al pasado o al futuro. Cuando nos lleva al pasado es para lamentarnos de algo que hicimos o que dejamos de hacer. Y lo normal, cuando nos lleva al futuro, es que sea para generarnos preocupación y ansiedad. La meditación, sobre todo la práctica del *mindfulness,* al estabilizar la atención en el presente, lo que evita no es que se sigan generando pensamientos automáticos, sino que estos nos arrastren hasta el pasado o hacia el futuro.

El *mindfulness,* que es un cultivo de la atención, lo que nos invita es a volver al presente, a volver a traer la atención al aquí y al ahora. Para ello utiliza una referencia fundamental que es la respiración. Por eso, prestar atención a los movimientos de la respiración y a las sensaciones del cuerpo mientras respiramos nos hace mantenernos en dicho presente.

Al hacer este entrenamiento de la atención hay un momento en el que la mente dualista se aquieta y, aunque siguen surgiendo pensamientos, estos pasan sin que nuestra atención quede apresada y envuelta en ellos. Los vemos pasar, pero ya no nos atrapan.

El doctor Benson enseñaba a sus enfermos a contar mentalmente las respiraciones porque para muchos de ellos esta era la manera más efectiva de no dejarse absorber por pensamientos automáticos, por esa voz interior que no cesa de emitir ruido y de generar tensión.

Una vez que se estabiliza la atención y la mente dualista se calma, el sistema nervioso parasimpático se activa. En el sueño también se activa este sistema favoreciendo la reparación psicológica y física del organismo.

> No dormir lo suficiente —siete u ocho horas diarias— reduce la capacidad de mantenernos atentos y de aprender, además de producir la activación del sistema nervioso simpático, con las consecuencias negativas que esto conlleva.

A través de las practicas contemplativas que estabilizan la atención en el presente, ya sea a base de contar mentalmente, de observar la respiración o de prestar atención a las sensaciones corporales, no solo se produce una mejoría del funcionamiento del cuerpo, sino que empiezan a sanar heridas emocionales que se produjeron muchas veces cuando éramos niños y de las cuales, por supuesto, no somos para nada conscientes.

3
Los engaños de la mente dualista

No hemos de dejar de explorar,
porque el final de dicha exploración
será llegar al lugar del que partimos
y, sin embargo, verlo como si fuera la primera vez.

T. S. Eliot

En el capítulo anterior me he referido en varias ocasiones a la mente condicionada, mente dualista o también denominada mente egoica y a los efectos tan nocivos que ciertos aspectos del funcionamiento de esta puede tener en nuestra salud.

Recordemos cómo la percepción de sentirnos amenazados activa de manera sostenida al sistema nervioso simpático, reduciendo la capacidad del parasimpático para mantener adecuadamente la homeostasis o equilibrio interno.

Para comprender con más precisión qué es la mente dualista y cómo opera hemos de conocer y entender el alcance de los hallazgos que llevó a cabo uno de los más grandes científicos de la mente que la humanidad haya conocido: Buda.

Hace dos mil quinientos años, el príncipe Gautama Siddhartha, conocido por todos como Buda y que significa en sánscrito «el despierto», emprendió una búsqueda personal para descubrir un camino que permitiera a cualquier persona acabar con el sufrimiento que pudiera experimentar en su vida.

Para este joven, hijo de Suddhodana y Mahamaya, reyes de Sakia, un reino situado en la India junto a Nepal, no tuvo que ser nada fácil abandonar a su bella mujer Yasodhara, a su hijo pequeño Rahula y a toda la riqueza y confort que le rodeaban en la corte de Kapilavathtu y convertirse en un errante buscador de algo que parecía tan solo una bella utopía.

Su extraordinaria intuición, su convencimiento pleno de que ese camino existía y su firme compromiso de que lo iba a encontrar, costase lo que costase, fueron los que permitieron que este príncipe llevara a cabo sus extraordinarios hallazgos.

Buda no es considerado por los budistas un dios, sino un guía. Sus enseñanzas no representan en sí un dogma de fe, sino un camino para el despertar —Dharma—. En el budismo, la distinción fundamental no es entre lo que es bueno y lo que es malo, sino entre el estar despierto o el estar dormido. Según el budismo, en la raíz de nuestro sufrimiento no estaría la maldad, sino la ignorancia.

Para Buda existían cuatro nobles verdades con relación al sufrimiento humano:

— Todo el mundo experimenta sufrimiento.
— Hay una causa que origina ese sufrimiento.
— El sufrimiento puede ser eliminado.
— Existe un camino para acabar con ese sufrimiento.

Sakiamuni Buda llamaba Samsara o Infierno a creer que podemos encontrar un placer constante y una ausencia total de dolor. Esta creencia nos introduciría inexorablemente en ese ciclo de apegos y aversiones que están en la raíz misma del sufrimiento humano.

Es importante que diferenciemos lo que es el dolor de lo que es el sufrimiento.

> El dolor es inevitable porque es parte de la condición humana, mientras que el sufrimiento es una creación de la mente dualista.

Para explicarlo mejor voy a utilizar una metáfora. Imaginemos que tenemos un pequeño frasco que contiene un líquido muy amargo y vertemos su contenido en un vaso de agua y que, a continuación, nos lo bebemos. Es indudable que la mezcla del agua y del líquido que hemos vertido en el vaso nos va a saber muy amargo. Ahora imaginemos que echamos la misma cantidad de ese líquido amargo en un contenedor en el que hay diez litros de agua. Si lo probamos ahora, sin duda vamos a notar que, aunque sigue sabiendo amargo, el grado de amargura es mucho menor que cuando bebimos del vaso. Esta es precisamente una de las enseñanzas de Buda.

El líquido amargo representa todas aquellas cosas duras, difíciles y dolorosas que nos ocurren en la vida, cosas como el envejecimiento, la pérdida de salud, la desaparición de un ser querido o de nuestro puesto de trabajo. «Tragar» estas experiencias no es fácil porque son experiencias dolorosas. Sin embargo, ese dolor se mitiga cuando la mente no lo intensifica, cuando no lo hace aún mayor —la mente sería el recipiente de nuestra metáfora—. Si conseguimos abrir, expandir la mente, también reducimos la parte de la experiencia dolorosa que no tiene que ver tanto con el hecho en sí, con la pérdida, sino con el funcionamiento de la propia mente. Buda mostró un camino para convertir ese «vaso» en un «recipiente de diez litros» o incluso en un «lago».

Otra de las cosas que este extraordinario científico de la mente descubrió hace ya veinticinco siglos es que en la raíz de todo sufrimiento está la creencia, nuestro sentimiento de certeza, de que somos seres aislados, separados del resto del mundo.

Dado que las explicaciones racionales suelen quedarse cortas, acudiré de nuevo a una metáfora. Esta nos va a ayudar a comprender cómo la convicción en la separación tiene repercusiones tan hondas y dañinas en nuestra forma de vivir. Entenderemos por qué y a pesar de todos los beneficios que conlleva, resulta muchas veces tan difícil el encuentro entre los seres humanos. Se trata de dar respuesta a dos preguntas que en sí mismas representan una sorprendente paradoja:

— ¿Por qué si el encuentro entre los seres humanos mejora físicamente la salud y reduce el deterioro y envejecimiento de los tejidos, nos empeñamos en mostrar tanta hostilidad, tanta rivalidad, unos con otros?
— ¿De dónde emerge esa voluntad de poder, de dominio y de posesión que da lugar a tantos y tantos enfrentamientos, conflictos y guerras?

Figurémonos por un momento que en lugar de ser personas fuéramos olas en el mar y que se nos hubiera olvidado nuestra esencia, lo que nos constituye a todas y que no es otra cosa que esa misma agua de mar. Si esto fuera así, si yo hubiera perdido la conexión con aquello que soy en esencia, consideraría a las otras olas no solo como distintas, sino también como distantes. Dicho de otra manera: sería incapaz de ver lo que todas tenemos en común. Quizás en ese momento empezara a compararme y fijarme en si soy más grande e importante o más pequeña e insignificante que las demás.

Por otra parte, y al darme cuenta de que conforme más me acerco a la playa más me acerco a mi final, haré lo que pueda para resistirme con todas mis fuerzas a esa muerte que me espanta. No soy para nada consciente de que, además de ser una ola en el mar, soy una ola hecha de mar. Por eso, aunque la forma muere y desaparece, la esencia permanece.

Podemos comprender a partir de esta metáfora que hay un momento en el que, sin duda, vamos a dejar de existir porque nuestra forma se va a desvanecer, va a desaparecer. Sin embargo, como esencia, como agua de mar, no dejaremos de existir jamás. La ola nace y la ola muere, pero el agua, que es vida, permanece.

Lo opuesto a la muerte no es la vida, sino el nacimiento.

Imaginemos ahora, y siguiendo con la misma metáfora, que yo solo me fijo en mi forma de ola y me olvido de mi esencia, de aquello que hay de permanente en mí, de aquello que me constituye en mi esencia: el agua del mar. Es natural que ante la inevitable impermanencia de todas las cosas materiales —las hojas se marchitan y mueren, todo se deteriora y envejece con el tiempo— yo viva con un elevado grado de ansiedad el paso del tiempo y busque como sea formas de pararlo o de hacerlo al menos un poco menos evidente.

Nos pasamos la mayor parte del tiempo buscando cosas que nos den sensación de estabilidad. Estamos obsesionados con buscar la permanencia, evitar el envejecimiento y acabar con la muerte. Llega, sin embargo, un momento en la vida en el que aparece una crisis inesperada y nos damos cuenta de que cualquier suelo, por sólido que nos parezca, se puede desmoronar bajo nuestros pies. Cuando esto ocurre entramos en un estado de *shock,* negación, enfado, desengaño, confusión, hundimiento o, tenemos sensación de impotencia y desesperanza.

Lo que el *mindfulness* nos ofrece es que donde parece que no hay más que inseguridad, sufrimiento y desolación, encontremos también una sorprendente serenidad. Lo que de verdad cuenta es que en esos difíciles momentos puede llegar a emerger de lo más profundo de nuestro Ser algo radicalmente transformador. Esto que surge es una paz imperturbable, una alegría interior, una sabiduría, una capacidad de comprensión, una vitalidad, una confianza, una gratitud y un amor compasivo de tales características que con frecuencia desafían lo conocido y experimentado hasta ese mismo instante.

En el hecho de identificarnos completamente con nuestra forma y no con nuestra esencia está la raíz de todos los problemas y el origen del sufrimiento. A esto es a lo que denominamos ego, la creencia en que estamos separados del universo y de la propia Vida. Esto es también lo que contamina la mente llenándola de confusión y haciendo que la percepción del mundo esté llena de ansiedad, de desconfianza y de miedo.

Es la identificación con la forma particular de la ola y no con el agua de mar que nos constituye y nos da el ser a todos lo que hace que nos sintamos separados, solos, inseguros y amenazados. Por eso buscamos como sea una seguridad de la que creemos que carecemos por completo. Por eso también nos enfrascamos en la búsqueda obsesiva de posesiones, de estatus o de pertenencia a un grupo poderoso que, de alguna manera, nos dé cobijo y nos proteja. Esta «ceguera mental» tan manifiesta y tan característica de una conciencia dormida evita que busquemos la seguridad en el único sitio donde la podemos realmente encontrar, y que es en el Ser. Nuestro Ser es aquello que nos define, es la esencia, es lo que constituye la verdadera naturaleza, es ese «ser agua de mar».

Tener cosas, poder y estatus puede, sin lugar a dudas, ayudarnos a llevar una vida más cómoda, pero lo que no puede darnos es una vida más feliz. La felicidad, el verdadero gozo viene del Ser, no del tener. La felicidad es el resultado de conectar con eso que somos y descubrir que nuestra esencia no es material sino espiritual, y que por consiguiente es también inmortal. Por eso no solo tenemos Vida, sino que, y esto es lo esencial, también somos Vida.

Cuando las olas viven bajo este espejismo de separación perciben que el mundo es escaso, que no puede haber seguridad para todas y entonces se enfrentan unas a otras para conseguir más posesiones, más poder, mayor estatus o una influencia más destacada. ¡Qué dormidos tenemos que estar para no ver lo que está tan cerca! ¡Qué enfrentamientos tan absurdos y cuánto sufrimiento se genera por no verse y descubrirse en el agua de mar! ¡Cuánto daño tenemos que padecer por ver solo la forma de ola que nos separa y no la esencia de agua que nos une! ¡Qué precio más alto pagamos por tanta ignorancia y qué preciso, importante y urgente se hace el despertar!

No cabe duda de que cuando despertemos habremos encontrado la «perla preciosa» de la que nos habla Jesús de Nazaret. Por eso, cuando la encontremos, venderemos todo lo que tenemos, porque su precio será insignificante frente al valor de semejante «perla». Cuando descubramos la grandeza que hay dentro de nosotros no nos preocuparemos tanto por lo que a partir de ese momento serán nada más que pequeñeces. Tal vez el amor tenga mucho que ver con descubrirse en el otro. Si me descubro, si me veo en el otro, ¿por qué iba a tener miedo y por qué me iba a sentir asustado?

No es de extrañar que el profesor Hans Selye, el máximo experto en estrés que el mundo haya conocido, dijera en una entrevista de radio hace ya muchos años que la mejor manera de acabar con el distrés, con esa forma de estrés que daña los cuerpos, los entendimientos y las relaciones, era ganarse el amor del prójimo, del vecino. Al final, y poco a poco, uno va entendiendo que lo que somos en esencia es Conciencia y Amor.

Buda se dio cuenta de que cuando evitamos ser atrapados por ese parloteo constante generado en nuestras cabezas, ganamos claridad, comprensión y serenidad. Para evitar que los pensamientos le arrastrasen, Buda enseñó a sus discípulos que la clave estaba en entrenar su atención. La forma de hacerlo era sencilla, pero para nada simple. Todos ellos tenían que aprender a observar los movimientos de su respiración y las sensaciones de su cuerpo y volver una y otra vez a dicha observación cuando descubrieran que algún pensamiento les había distraído.

Los estudios científicos actuales han demostrado el efecto tan beneficioso que tiene en el organismo evitar que la atención quede atrapada en ese tren de pensamientos que nos llenan de sentimientos de culpa, vergüenza o preocupación.

Ya vimos cómo las investigaciones del doctor Benson demostraron que el funcionamiento de nuestra mente dualista puede generar enfermedades o empeorar una ya preexistente. Por eso, cuando sus pacientes hipertensos aprendieron a no dejarse manipular por su mente condicionada, controlaron mucho mejor su hipertensión.

También creo que es importante recordar las experiencias de la doctora Blackburn con aquellas madres que tenían hijos con problemas neurológicos. Vimos cómo romper su aislamiento y conectarse unas con otras mejoró las cifras de telomerasa y aumentó la longitud de los telómeros.

Por eso, prácticas contemplativas como el *mindfulness* potencian la capacidad de ver con mayor claridad y de amar con mayor entrega y generosidad. El *mindfulness* es un extraordinario camino para volver a conectar con la verdadera esencia, con nuestro Ser.

4
La curiosidad no mató al gato, sino que le volvió más listo

Prefiero que mi mente se abra movida por la curiosidad a que se cierre movida por la convicción.

Gerry Spence

No cabe duda de que todos podemos tomar decisiones basadas en la curiosidad o basadas en el miedo. Sin embargo, el ser humano ha llegado donde está mucho más gracias a su curiosidad que a su miedo. Quien no es curioso nunca se aventura más allá de lo conocido y se encadena así a una percepción muy limitada de la realidad. Es importante recordar que pertenecemos al 0,01 de las especies que alguna vez poblaron el planeta y que siguen vivas.

En nuestra capacidad de adaptación a los enormes cambios que experimentó la Tierra desde que aparecimos en África, hace algo más de dos millones de años, la curiosidad jugó un importantísimo papel. En época de sequía nos atrevimos a salir del territorio que nos había dado confort y seguridad, el bosque húmedo, y nos adentramos en la seca y desconocida sabana africana. Nuestros «primos» los *Paranthropus* no lo hicieron y por eso se extinguieron.

Hace un millón de años, el *Homo erectus,* también en África, exploró los océanos y llegó a lugares tan distantes como Australia. La curiosidad nos ha ayudado a lo largo de la historia y nos ha llevado mucho más lejos de lo que nos hubiéramos imaginado, sobre todo si tenemos en cuenta nuestros más que humildes orígenes.

El cerebro es curioso, los niños pequeños no dejan de explorar, de investigar el mundo que les rodea, porque saben intuitivamente que es la única manera de entrar en relación con él. Para ello buscan la experiencia directa y utilizan sus cinco sentidos para conocerse, conocer a los demás y conocer el mundo en el que habitan. Sus pensamientos todavía poco desarrollados no están interfiriendo constantemente diciéndoles qué es lo que vale la pena y qué es lo que no vale la pena explorar. Es verdad que la curiosidad también tiene sus riesgos, y un niño puede, durante su proceso exploratorio, meter los dedos en un enchufe y recibir una descarga eléctrica.

Sin embargo, y en un mundo mental que se va haciendo cada vez más dependiente del funcionamiento del hemisferio izquierdo del cerebro y, por tanto, más digital, vamos pasando casi automáticamente del «lo quiero» al «no lo quiero», del «me gusta» al «me disgusta» o del blanco al negro. No nos damos la oportunidad de que la mente desarrolle una dinámica más analógica y dependiente del hemisferio derecho en la que imperen tonos de grises y en la que pueda también haber algo inquietante en lo que nos gusta y algo valioso en lo que nos disgusta.

La curiosidad es hija del hemisferio derecho del cerebro —el más importante a la hora de explorar y descubrir lo que hay en el mundo—. No obstante, somos muchas las personas que tenemos interiorizadas ciertas citas del refranero español que hacen referencia a la curiosidad y a los peligros que esta encierra. Entre ellas podríamos destacar algunas como «la curiosidad mató al gato», «más vale pájaro en mano que ciento volando» o «más vale malo conocido que bueno por conocer».

Quien haya incorporado tales frases a su mente, percibirá de manera inmediata que se encuentra en peligro en cuanto tenga que entrar en relación con algo nuevo y desconocido. Por eso, estas personas se aferrarán a lo que conocen, a lo que controlan, a aquello que les es familiar y a lo que en su conjunto denominamos «la zona de confort». Esta predisposición evita que dichos individuos puedan adaptarse a entornos muy cambiantes en los que el explorar las nuevas dinámicas que están teniendo lugar puede ser esencial.

Fue de esta manera, llevado por su curiosidad y su necesidad de explorar, como el *Homo habilis* evolucionó al *Homo erectus* y este, con el tiempo, al que hoy se conoce como *Homo sapiens sapiens,* del cual procedemos todos los seres humanos.

La fuerza para atreverse a explorar lo nuevo muchas veces no surge de la valentía, sino de la curiosidad. De hecho, la curiosidad vence al miedo con más frecuencia que la propia valentía.

> La curiosidad forma parte de nuestra naturaleza, pero en muchos de nosotros está completamente atrofiada.

La persona que es curiosa se hace preguntas ante lo que le sorprende. La que es curiosa mantiene su capacidad de asombro y frente a aquello para lo que no tiene una explicación emprende su propia investigación. La curiosidad está, además, conectada a la creatividad.

Einstein, con tan solo once años de edad, se hizo una pregunta cuando iba montado en su bicicleta: «¿Qué pasaría si fuera en mi bicicleta a la velocidad de la luz y encendiera el faro? ¿Se vería?». Durante diez años reflexionó sobre la pregunta y el resultado fue su famosa teoría de la relatividad en la que de manera sorprendente nos muestra una nueva relación entre la velocidad, el tiempo, el espacio, la masa y la energía.

Parece ser que el físico se enfadaba cuando le decían que había logrado sus descubrimientos gracias a su capacidad para razonar, gracias a su lógica. Para él, su hallazgo no procedía de su mente lógica y racional, sino de un lugar bien diferente. ¿A qué lugar se refería Einstein?

Te remito a tus propias experiencias, en las que después de dar vueltas y vueltas a una pregunta sin encontrar respuesta alguna, de repente, y tal vez días después, mientras escuchabas música, dabas un paseo o te duchabas, apareció de manera sorprendente aquella respuesta tan buscada. Hay algún lugar, algún espacio en nuestra naturaleza que, cuando nos vemos interpelados por una cuestión compleja, se encarga de encontrar una solución profundamente creativa.

Cuando el doctor Herbert Benson estudió los efectos de la meditación en el cuerpo, lo único que él buscaba era un método para que sus pacientes regularan mejor su hipertensión arterial. Sin embargo, al cabo de los años empezó a darse cuenta de algo sorprendente. Sus pacientes no solo mejoraban, sino que, además, se volvían más creativos. Uno de los efectos más llamativos después de practicar la respuesta de relajación era una mayor capacidad para encontrar soluciones frente a problemas que antes no sabían resolver. Esto hizo que Benson empezara a ampliar sus investigaciones y se interesara precisamente por los efectos de las prácticas contemplativas en el proceso creativo.

Yo diría que la curiosidad es el elemento nuclear del *mindfulness,* y lo es porque es lo que nos lleva a explorar con verdadero interés y capacidad de asombro lo que hay más allá de la forma tradicional de relacionarnos con nosotros mismos, con los otros y con el mundo.

Todos creemos que somos lo que no somos. Además, creemos que los demás son como les vemos y que el mundo es como lo percibimos. ¿Qué pasaría si tuviéramos un profundo error de percepción y estuviéramos mirando a través de unas gafas capaces de distorsionar por completo la visión de todo aquello que contemplamos? Para convertirse en un observador de sí mismo, de los demás y del mundo hay que tener una mentalidad de principiante, de alguien que reconoce que no sabe y que quiere saber. Y esto no es posible sin el interés que despierta la curiosidad.

En el *mindfulness,* este espíritu curioso está presente durante toda la práctica y uno no juzga la experiencia que está teniendo como buena o como mala, como agradable o desagradable, como correcta o incorrecta o como deseable o indeseable. El practicante de *mindfulness* no lleva puesto «el gorro de juez» que dictamina según unas determinadas referencias o a una particular visión del mundo, sino que lleva puesto «el gorro de explorador». Por eso, incluso si durante la práctica del *mindfulness* tiene una experiencia incómoda, no la etiqueta como desagradable, sino que la observa con curiosidad en un intento por conocer su verdadera naturaleza. Todo, absolutamente todo, se explora y contempla con el mismo interés, sin apegarse a lo que resulta agradable y sin mostrar aversión hacia eso que se experimenta como desagradable. Y por eso también quien lo practica poco a poco va librándose de las redes de la mente dualista con sus apegos a lo que gusta y sus aversiones a lo que disgusta.

La práctica del *mindfulness* tiene un impacto evidente en la persona:

Salud, energía, vitalidad

Ya lo hemos visto a través de las investigaciones de Herbert Benson y profundizaremos más en ello cuando estudiemos las llevadas a cabo en la clínica de reducción del estrés adscrita a la Universidad de Massachusetts y las realizadas por un grupo de notables científicos, pioneros en el campo de la neurociencia contemplativa.

Claridad mental, sabiduría, creatividad

Esta capacidad para ganar perspectiva ante situaciones complejas y encontrar una forma eficiente y creativa de actuar en medio de ellas es algo que se desarrolla en gran medida con la práctica del *mindfulness*.

Gozo, alegría, entusiasmo

Se trata de algo que viene de dentro, no de fuera, y que, por tanto, no depende de lo que uno posea o deje de poseer o del estatus profesional que se haya alcanzado. Se trata de algo mucho más profundo y sutil que genera un profundo sentido de gratitud hacia la Vida.

Serenidad, ecuanimidad, paz, equilibrio interior

Ya vimos en el capítulo anterior a través de la metáfora en la que echábamos una solución amarga en un recipiente con agua cómo el *mindfulness* ayuda a convertir «un vaso de agua» en «un contenedor de diez litros». Por eso la persona que ha interiorizando el *mindfulness* se mantiene mucho más equilibrada en medio de la «tempestad». Los griegos hace veinticinco siglos llamaban a esta capacidad ataraxia y nosotros en el siglo XXI lo llamamos resiliencia.

Empatía, compasión y grandeza de corazón

A través de la empatía y de la compasión entendemos el sufrimiento de otras personas y nos sentimos movidos a hacer algo para mitigarlo. En la compasión se puede ser muy duro con una conducta sin por ello atacar, despreciar, humillar o avergonzar a quien la ha llevado a cabo.

La mente dualista, tan aficionada a los apegos y las aversiones, utiliza como arma fundamental el juicio; un juicio que por supuesto es el resultado de un condicionamiento previo. Este condicionamiento a su vez es el resultado de una serie de experiencias, y estas no son solo simples registros en la memoria de una sucesión de hechos que ocurrieron, sino también, y esto es lo relevante, recuerdos de cómo vivimos aquellos hechos.

La manera en la que algo se vive depende de cómo se esté interpretando. Yo puedo vivir un fracaso con tremenda frustración porque lo evalúo como una muestra evidente de mi incapacidad, o lo puedo valorar como algo que simplemente no ha salido como esperaba y que, por tanto, me exige abordarlo de una forma diferente.

A la mente dualista se la denomina también mente condicionada. Esta intenta constantemente imponer sus juicios y referencias a todo lo que sucede, y por eso es incapaz de entender lo que hay más allá de su miope percepción de la realidad. Esto tiene, por ejemplo, un gran impacto en las relaciones humanas porque impide conocer el mundo de otra persona. Cuando lo que impera en nuestra vida es el juicio, ¡qué fácil es tener una mirada superficial incapaz de comprender aquello que está teniendo lugar en un estrato más profundo! Veámoslo reflejado en una historia.

En la antigua Roma había un senador llamado Casio que era duramente criticado a sus espaldas por otros senadores, los cuales, no obstante, se presentaban ante él como sus «amigos».

La razón por la que Casio —un hombre que siempre había destacado por su sabiduría y prudencia— era ahora tan vituperado radicaba en el hecho de que se acababa de divorciar de Elena. Su esposa no era en absoluto cualquier persona, ya que se la consideraba la mujer más bella de Roma y, además, una de las más ricas.

Por si esto fuera poco, Elena le había dado al senador un hijo varón que, sin duda, seguiría los pasos de su padre. Nadie entendía cómo alguien aparentemente tan inteligente como Casio podía haber cometido semejante torpeza al separarse de aquella mujer por la que suspiraban tantos romanos.

Un día, tres de los senadores más críticos con Casio estaban charlando animadamente en una de las callejuelas de Roma. Los hombres se divertían haciendo comentarios jocosos acerca del senador al que antaño veían como sabio y que, sin embargo, ahora tan solo les parecía un completo estúpido.

Estaban los tres tan absortos en su conversación que no se percataron de que Casio, que casualmente estaba dando un paseo por allí y que había visto de lejos a sus tres «amigos», se acercaba a saludarles.

Llevado por la prudencia al parecerle que los senadores hablaban de algo reservado, Casio se aproximó con cierto sigilo para no interrumpir su charla. Ante su sorpresa, escuchó los comentarios tan duros que hacían acerca de él aquellos a los que hasta entonces había considerado unos buenos amigos.

De repente, uno de los tres senadores advirtió la presencia de Casio y, pensando que sin duda este había escuchado gran parte de la conversación, hizo lo que pudo para salir del paso.

En un intento por alertar a sus otros compañeros y haciendo frente a tan embarazosa situación, se apresuró a tomar la palabra.

—Senador Casio, qué alegría verte, ¿por qué no nos has avisado de que estabas aquí?

—¿De qué hablabais? —preguntó Casio.

Incapaz de negar la evidencia, el senador interpelado se excusó como pudo:

—Estimado amigo, has de comprender nuestra sorpresa y confusión al enterarnos de tu reciente divorcio de la bella Elena. No conseguimos entender cómo alguien tan juicioso y prudente como tú ha podido hacer semejante cosa.

Casio no respondió, simplemente se agachó, se quitó una de las sandalias y se la entregó al senador con el que estaba manteniendo la conversación, mientras los otros dos senadores contemplaban la escena en el más completo e incómodo de los silencios.

—¿Para qué me das tu sandalia, Casio?

—Tú simplemente dime qué te parece.

El confuso senador observó aquella sandalia que Casio le había entregado y pasando sus dedos por ella notó que la piel con la que estaba fabricada era de una suavidad superior a todas las pieles de calzado que él hasta entonces había conocido.

—La piel, sin duda, es magnífica, de una suavidad extraordinaria. Además, la hebilla de oro tiene un trabajo tan delicado que es la primera vez que veo algo tan esmerado y perfecto. Desde luego, esta es la mejor y más bella sandalia que he visto en mi vida y, seguramente, la más especial que se puede conseguir en todo el Imperio romano.

—Si es así —contestó Casio—, ¿puedes tú o cualquiera de vosotros mis «amigos» decirme en qué punto me molesta al andar?

Da la sensación de que aquella sandalia aparentemente tan perfecta no era demasiado cómoda para andar. Tal vez Casio trataba de hacer entender a los senadores que convivir con Elena era mucho más complicado de lo que ellos se imaginaban. Lo que parece algo cuando uno solo se fija en las apariencias, no tiene por qué corresponder necesariamente con lo que existe en lo más profundo y vital. La empatía no es lo mismo que la simpatía.

> Empatizar con alguien no implica para nada estar de acuerdo con lo que esa persona siente o con lo que hace.

Empatizar es entender el mundo en el que está envuelto un ser humano, la manera en la que percibe las cosas y cómo se siente ante dicha percepción. La empatía pide curiosidad, interés por conocer y humildad para escuchar. Para conseguir esto hay que saber silenciar esa mente condicionada que nos pretende convencer con sus juicios y razonamientos de que solo existe un punto de vista que se ajuste verdaderamente a la realidad, y que dicho punto de vista es, por supuesto y como no podía ser de otra manera, el nuestro.

5
VER LO INVISIBLE ES HUMANAMENTE POSIBLE

El mayor descubrimiento de mi generación
es que un ser humano cuando cambia su actitud,
puede cambiar también su vida.

WILLIAM JAMES

A lo largo de la historia ha habido investigadores de la conciencia que nos han dicho que somos mucho más que lo que creemos que somos y que los demás son mucho más de lo que nosotros creemos que son e incluso, de lo que ellos mismos piensan que son. Estos investigadores también han insistido en que no vemos el mundo que es, sino que vemos el mundo que somos y que cuando uno cambia, todo cambia.

El que parecía «tonto» de joven acabó convirtiéndose en el inventor que tiene el mayor número de patentes registradas. Hablo por supuesto de Thomas Alva Edison. Quien de niño no creía en sí mismo ni en sus posibilidades, ya de adulto se entusiasmó con lo que se veía a través de un microscopio y ganó para España el primer Nobel de su historia. Me refiero a don Santiago Ramón y Cajal, ganador en 1906 del Premio Nobel de Medicina.

Hace muchos años, cuando yo ejercía como cirujano general y del aparato digestivo, vino un paciente a mi consulta refiriendo una serie de molestias. Después de hablar con él, llevar a cabo la exploración clínica pertinente y pedirle una serie de estudios analíticos, radiológicos y endoscópicos, pude hacer un diagnóstico de su enfermedad: cáncer de recto.

Aquel hombre se mostraba extraordinariamente afable en nuestras conversaciones. A la consulta siempre acudía vestido con una chaqueta de pana marrón muy sencilla e incluso bastante desgastada.

La cirugía fue muy bien y una vez dada el alta hospitalaria, mi paciente empezó a acudir a la consulta para seguir con sus revisiones ambulatorias. En la primera de ellas me dijo que me quería hacer un regalo porque se sentía muy agradecido. Yo le contesté que no hacía falta, pero él insistió.

Un buen día se presentó en mi consulta, charlamos durante un rato, le exploré la herida que estaba ya sin las grapas y le cité para después de unas semanas. Cuál no sería mi sorpresa cuando, estando de pie y a punto de marcharse, se dio bruscamente la vuelta, me dejó un paquete sobre la mesa y se fue a toda prisa. Lo que me había dejado era ese regalo del que me había hablado en distintas ocasiones.

Yo lo contemplé con desconcierto. Ante mí había algo pequeño envuelto en una hoja de papel de periódico que estaba, por cierto, bastante arrugada y que tenía un aspecto más bien sucio. Aquello desde luego, y para ser un regalo, era peculiar. Quité el «noble» envoltorio y vi que el tal regalo era un pequeño cofre de madera de esos que se venden como recuerdo.

La madera era vieja y tenía alguna pequeña grieta. Además, los cierres, que eran de hierro, estaban un poco oxidados. A medida que revisaba el cofre, que apenas pesaba y cuyo aspecto era de lo menos sugerente, me iba sintiendo más y más molesto.

Yo no había pedido ningún regalo, sino que fue mi paciente el que había decidido hacérmelo y, además, me lo había anunciado «a bombo y platillo» una y otra vez. Quién sabe, tal vez yo ambicionara un jamón o una botella de buen vino, o quizás un libro interesante. Lo que desde luego no me esperaba era aquello.

Es cierto también que el hombre no daba la sensación de que tuviera muchos recursos y, sin embargo, podría haber quedado mucho mejor conmigo si me hubiera obsequiado con un sencillo bolígrafo de plástico, pero que estuviera nuevo, y no con aquel pequeño cofre viejo y desgastado. Por lo menos el bolígrafo habría tenido alguna utilidad, me habría servido para algo.

Fue entonces cuando miré a mi alrededor intentando localizar la papelera. Agarré el «maravilloso regalo» con la mano derecha, levanté mi brazo, apunté hacia ella para ver si encestaba y, entonces y para mi sorpresa, me paré. Sí, me paré. En aquel instante no supe por qué, pero el caso es que lo hice. Algo dentro de mí me impidió que el cofre acabara en la basura. Creo que me detuvo la curiosidad. ¿Y si hubiera algo en aquel pequeño cofre?

Lo dejé de nuevo sobre la mesa y me puse a mirarlo con más detenimiento. Después lo cogí otra vez y comencé a darle vueltas con las manos. Enseguida mi mente condicionada —que había visto en algún lugar turístico ese tipo de cofres siempre vacíos— empezó a torpedearme con sus razonamientos: «Pero qué va a haber dentro, si este objeto no pesa nada». Afortunadamente, pudo más la curiosidad que mi condicionamiento mental y al final lo abrí.

Cuando vi en qué consistía realmente el regalo, los ojos casi se me salen de las órbitas. Dentro de la pequeña caja había un fajo de billetes perfectamente enrollados para poderse ajustar mejor a la escasa capacidad del cofre. Con aquel dinero se podía uno comprar una pata de jamón ibérico, una buena botella de vino, un estupendo bolígrafo y más de un interesante libro.

Muchos de nosotros nos tratamos y tratamos a otros como yo inicialmente traté el regalo que me hizo este generoso paciente. Las apariencias pueden engañar y no solo en una situación como la que he comentado, sino también en lo que se refiere a nosotros mismos, a los demás y al mundo.

Somos incapaces de ver más allá del envoltorio, del papel de periódico sucio y arrugado. Como mucho exploramos un poco y nos encontramos con el cofre de madera pequeño y agrietado. Es a eso a lo que llamamos «yo», y que para nosotros representa quiénes somos, nuestra identidad.

A veces nos fijamos más en nuestras torpezas, en nuestras inseguridades, en nuestras debilidades, en nuestras incapacidades y nos vemos como hojas de papel de periódico arrugadas o como cajas de madera toscas y defectuosas. Otras, nos fijamos sobre todo en nuestros aciertos, nuestras seguridades, nuestras fortalezas y nuestras capacidades, y nos vemos como brillantes papeles de celofán o como cajas de madera noble.

En el primer caso estaremos fundamentalmente descontentos, mientras que en el segundo estaremos contentos e incluso tal vez satisfechos. Sin embargo, todo esto sigue siendo simplemente envoltorio. Todavía no hemos abierto la caja para saber lo que hay en su interior.

Quien se ve como papel de periódico viejo y arrugado lucha y se esfuerza para ser el de celofán brillante y lleno de color. Quien se ve como papel de celofán se siente orgulloso y lucha para seguir siéndolo y para que nunca nadie le vea como uno viejo y arrugado. Quien se ve como caja de madera de pino vieja y agrietada lucha por convertirse en una hermosa de caoba o de cualquier otra madera noble que despierte la admiración entre las otras cajas. Pocos, muy pocos, se detienen a abrirla para ver lo que contiene.

El *mindfulness* nos ayuda precisamente a eso: a abrir la caja. Su práctica no busca que nos convirtamos en quienes no somos y tampoco pone su foco en evitar que el papel, aunque sea de celofán, se desgaste, o que la caja, aunque sea de caoba, no se acabe deteriorando. Es verdad que el papel y la caja, sean del material que sean, con frecuencia se van a estropear menos con el paso del tiempo en aquellas personas que practican el *mindfulness*. Sin embargo, esto sucede porque, como veremos, cuando uno abre la caja y encuentra el regalo, el propio obsequio obra un curioso impacto en el papel y en la caja.

Cuando Buda descubrió el camino de la liberación, su envoltorio, su propia apariencia física cambió. Él emitía algo muy especial que la gente era capaz de captar. En una ocasión, cerca de un bosque, un caminante se cruzó con Buda y, notando algo extraordinario en su presencia, le preguntó si era un dios. Buda se limitó a decir que no lo era, sino que era «el despierto».

El *mindfulness* no busca transformar un papel de periódico viejo en uno de celofán. Tampoco convertirnos, si somos caja de madera vieja y deslustrada, en una de fina madera pulcra y reluciente para la admiración de otros. A lo que nos ayuda es a ir más allá de las apariencias, de la forma en la que nos vemos, de aquello con lo que nos hemos identificado, sea papel de periódico o sea de celofán, sea caja de madera barata o sea de madera noble.

La única intención del *mindfulness* no es que cambies y te conviertas en alguien distinto al que eres, sino que descubras quién eres de verdad, cuál es tu verdadera naturaleza, cuál es tu auténtica identidad. Por eso su práctica permite desplegar, aflorar, manifestar aquello que estaba oculto.

¿Verdad que cuando uno descubre el regalo tan fabuloso que encierra la caja deja de importarle tanto su envoltorio? Esta es la grandeza del *mindfulness,* la de ayudarte a conectar con lo que eres, no en apariencia —papel y caja—, sino con lo que eres en tu profundidad. ¡Cómo no vas a sentir más serenidad, confianza y entusiasmo ante los desafíos frente a los que te encuentres si te ves como ese inmenso regalo que eres en lugar de como un simple papel o una mera caja de madera.

En el *mindfulness* solo hay una intención: la de entrar en contacto con lo que es, y tú eres en tu naturaleza y en tu fundamento un extraordinario regalo. Durante su práctica vas a darte cuenta de cómo aparece de vez en cuando la experiencia de papel —sea de periódico o de celofán— y también la experiencia de caja —sea de pino o de caoba—. Representan lo que te gusta y lo que no te gusta de ti, y tenderás a aferrarte a lo primero y a rechazar lo segundo. A lo que el *mindfulness* te invita es a tratarlos a ambos con el mismo respeto, interés y curiosidad, sin dejarte arrastrar por el apego a uno o la aversión a otro.

Dado que el *mindfulness* nos ayuda a ir más allá de las limitaciones que la mente dualista, la mente condicionada, nos impone, esos fenómenos y sensaciones que aparecen durante la práctica, en lugar de juzgarlos como buenos o malos, deseables o indeseables y luchar para cambiarlos si no te gustan o para retenerlos si sí lo hacen, sencillamente, los observas con idéntica curiosidad e interés.

No olvides que lo que se resiste, persiste.

Imaginemos un mundo en el que fuéramos más conscientes del inmenso regalo que encierra cada uno de nosotros. ¿Verdad que tendría poco sentido creerse más o menos que otro por tener distinto envoltorio? El valor de este palidece ante el del regalo que encierra.

Yo sé que cuesta mucho verse a uno mismo de una manera nueva, y sé también que cuesta comprender la importancia que tiene observar aquello que nos sucede y no nos gusta con el mismo interés y atención con el que se observa lo que sí nos gusta. Precisamente por eso hace falta un entrenamiento, y este no es otro que la práctica del *mindfulness* con sus distintos abordajes y herramientas.

Imaginemos ahora que es de noche y estamos observando juntos una parte del firmamento en la que no hay estrellas. Para nosotros, eso que vemos es sencillamente algo oscuro y vacío. Por consiguiente, no parece que tenga mucho sentido invertir nuestro escaso tiempo en mirar hacia donde no da la sensación de que haya nada. Pero supongamos que alguien nos muestra un telescopio de gran potencia apuntando precisamente hacia ese espacio oscuro y vacío y que nos invita a que miremos por él y nosotros, acogiendo su propuesta, nos asomamos. ¿No es cierto que donde antes solo había oscuridad y vacío ahora podemos, tal vez, descubrir un mundo de estrellas, planetas y galaxias?

Cuando practicamos el *mindfulness* estamos construyendo, sin ser conscientes, ese telescopio que no se dirige hacia fuera, sino hacia dentro. Por eso aparecen cosas que estaban, pero que antes no veíamos. Solo la práctica y no el simple conocimiento genera la experiencia de conectar con lo profundo. Solo la práctica permite trascender, ir más allá de la forma tan limitada de ver las cosas y poder así llegar realmente a descubrirse.

> Cuando nos damos cuenta de lo que importa de verdad, todo en nosotros encuentra un nuevo equilibrio y muchas de nuestras preocupaciones e inquietudes, sencillamente, se desvanecen.

6
El secreto mejor guardado

Tus fuerzas naturales, las que están dentro de ti,
serán las que curarán tus enfermedades.

Hipócrates

Al capitán de un barco mercante se le encomendó una importantísima labor. Tenía que llevar un cargamento excepcional desde un determinado lugar a otro que se encontraba situado a gran distancia, al otro lado del océano.

Que el cargamento llegara a su destino en un tiempo determinado era un asunto de la máxima consideración, ya que si no lo lograba, perdía todo su valor. Por eso el capitán dispuso las cosas para zarpar de inmediato.

Todo iba perfectamente bien, sin novedad alguna, hasta que de repente el motor dejó de funcionar. El ingeniero jefe bajó presto a la sala de máquinas para averiguar qué era lo que ocurría. El capitán se encontró con él y le pidió que resolviera el problema sin demora alguna. Pero por más que hizo una y otra comprobación, el ingeniero fue incapaz de encontrar dónde estaba la avería.

El capitán ordenó entonces que se pusieran en contacto con las autoridades portuarias del país frente al que estaban para que mandaran al mejor de sus ingenieros, costase lo que costase. Rápidamente localizaron al mayor experto que tenían, el cual llegó en helicóptero al barco. Pero por más que miró y buscó, tampoco él pudo encontrar la razón de la avería.

El capitán, cada vez más fuera de sí, llamó de nuevo al puerto y pidió que, por favor, localizaran al mejor ingeniero que hubiera en el continente y se lo enviaran a la mayor brevedad posible, costase lo que costase.

El nuevo ingeniero, la máxima autoridad en motores de barco que existía en aquel continente, fue localizado y se le trasladó primero en avión privado hasta la costa del país frente al que estaba el barco y de ahí, en helicóptero hasta el mismo barco.

El capitán lo recibió con verdadero entusiasmo. Estaba convencido de que alguien de tal reputación sería capaz de entender lo que estaba evitando que aquel motor funcionara. Por increíble que parezca, tampoco este ingeniero, el mejor que había en todo el continente, fue capaz de localizar la avería.

Apenas quedaba ya tiempo para un último intento. No dispuesto a tirar la toalla, el capitán preguntó a aquel ingeniero, el mejor del continente, quién era considerado en su campo el mejor ingeniero del mundo. En cuanto el capitán lo supo, le rogó que se pusiera en contacto con él para que acudiera en su ayuda, costase lo que costase.

Un día después llegaba el nuevo ingeniero, el mejor que existía en el mundo. Fue trasladado primero en avión privado y después en helicóptero. Aquel hombre fue recibido por el capitán como solo se recibe a un héroe. Después de dar una y otra vuelta por la sala de máquinas y de solicitar que intentaran encender el motor una y otra vez para escuchar el sonido que emitía, el mejor ingeniero del mundo solicitó un destornillador de gran longitud y lo introdujo por una rendija muy pequeña que había entre dos piezas del gigantesco motor. Allí al fondo había un diminuto tornillo. El ingeniero, utilizando el destornillador que tenía en la mano, apretó con delicadeza el tornillo. Entonces pidió que intentaran encender de nuevo el motor. Para sorpresa y admiración de todos, este se puso en marcha.

El capitán no cabía en sí de entusiasmo. Todavía tenían una oportunidad para llegar a tiempo con el valiosísimo cargamento al lugar de destino.

—En cuanto llegue a su país, por favor, mándeme la factura —le dijo el capitán al ingeniero.

El hombre, el mejor ingeniero que había en el mundo, fue despedido con vítores por la tripulación.

Poco tiempo después le llegaba la factura al capitán. El importe era ni más ni menos que de ¡un millón de euros!

—¡Qué barbaridad! —exclamó el capitán—. ¡Un millón de euros por apretar un simple tornillo!

Muy respetuosamente, el capitán mandó un *e-mail* solicitando al ingeniero, el mejor del mundo en ese tipo de motores, que le desglosara la factura porque no entendía cómo le podía pasar tales honorarios por apretar un simple tornillo.

La respuesta no tardó en llegar y decía así: «Desglose de la factura: 1 euro por apretar un simple tornillo; 999.999 euros por saber qué tornillo apretar».

Toda metáfora puede ser entendida de muchas maneras, y a mí me gustaría proponer una de ellas. Nosotros somos como ese barco cuyo cargamento tiene un valor extraordinario. El viaje desde nuestro lugar de origen hasta nuestro lugar de destino representa una vida vivida con verdadero propósito y sentido. Desde que nacemos hasta que morimos pasa un tiempo precioso que no podemos desperdiciar.

El motor del barco representa el corazón, la fuerza interior que nos mueve para que alcancemos y afloremos todo nuestro potencial y podamos decir al final de la vida y con verdadero orgullo: «Confieso que he vivido».

Cuando perdemos la serenidad, cuando perdemos la confianza, cuando se desvanece la alegría y el entusiasmo, el motor deja de impulsarnos, deja de ser la fuerza motriz en ese viaje que representa una vida feliz y con sentido. A veces fueron vivencias que hicieron que nos sintiéramos solos y perdidos las que causaron que el motor dejara de empujarnos por el camino que representa una vida dichosa. Otras, llegamos a creer que no valíamos lo suficiente y que por eso no merecíamos ser queridos. Hubo quizás ocasiones en las que nos sentimos pequeños y desvalidos, insuficientes a todas luces para afrontar cualquier reto de cierta envergadura.

Sea cual sea el origen de esas heridas emocionales que todos, en mayor o menor medida, hemos sufrido, su efecto es que nos convierten en personas sumamente reactivas. Cualquiera que «toque», aunque sea inadvertidamente tales heridas, puede provocar en nosotros y de manera automática una reacción de furia, de ansiedad o de bloqueo.

Las personas que nos quieren, los «capitanes de barco» que aparecen en nuestra vida, muchas veces no saben qué hacer para «arreglarnos» cuando nos ven sin ilusión, sin energía, sin verdaderas ganas de vivir. Por eso solicitan la ayuda de los expertos —lamentablemente muchos de ellos, aunque saben de motores, no los conocen con suficiente profundidad— y por eso también intentan uno y otro abordaje y no siempre consiguen que el motor, el corazón, se ponga de nuevo en marcha.

Una vida con sentido es una vida feliz, y una vida feliz no es una vida sin dificultades o aflicciones, sino que es una plena, una que se vive con profundo sentimiento de asombro y gratitud.

Cada uno de nosotros puede entrar en contacto con ese «ingeniero» que es el mejor del mundo. Y es el mejor porque conoce a fondo la verdadera naturaleza del motor y sabe dónde están esas heridas emocionales, los «tornillos desajustados» que están generando esa disfuncionalidad en nuestro «motor».

Como sabemos poco de este tipo de «tornillos», nos parece que su valor es muy relativo y creemos que otras cosas son mucho más importantes. Por eso al capitán le costaba entender que el ingeniero pusiera en tan alta estima su labor, un millón de euros, por haber ajustado un insignificante tornillo.

No es fácil poner palabras a esa fuerza reparadora. Ya vimos anteriormente cómo la práctica del *mindfulness* era capaz de sanar, de reparar desde dentro las disfuncionalidades que había en el organismo. Vimos cómo dicha fuerza ayudaba a regular la tensión arterial y contribuía a que las células se deterioraran menos y funcionaran mejor. Nos dimos cuenta de que a través del sistema nervioso parasimpático, esta fuerza transformadora, «el mejor ingeniero del mundo», era capaz de ajustar los «tornillos» que en el organismo están desajustados. Es precisamente esa misma fuerza la que no solo contribuye a ajustar el funcionamiento del corazón en el sentido más físico y mecánico de la palabra, sino también la del corazón sutil, de nuestro corazón emocional.

En realidad, ninguno de los dos corazones se puede separar, porque ambos forman una única realidad. Esto es algo a lo que ya me referí cuando hablé de la coherencia cardiaca y de la investigación que se ha llevado a cabo en este sentido.

Es tan llamativo el efecto del *mindfulness* a la hora de sanar corazones heridos, que su práctica constituye una de las enseñanzas fundamentales del Centro del Trauma de Boston, que está dirigido por el psiquiatra de origen holandés Bessel van der Kolk.

En este centro de prestigio mundial se atiende a niños, adolescentes y adultos que han sufrido algún tipo de trauma, desde malos tratos hasta violaciones, pasando por accidentes de tráfico en los que se desencadenó una gran reacción de angustia y bloqueo. Son también de excepcional relevancia las investigaciones que se han llevado a cabo con excombatientes del ejército norteamericano que padecen el llamado trastorno de estrés postraumático (TEPT). Muchos de ellos estuvieron a punto de perder la vida o vieron cómo algunos compañeros suyos la perdían. De ahí proceden sus reacciones de intensa ansiedad y pánico cuando escuchan ciertos ruidos o ven imágenes que traen a su conciencia y de manera inmediata su experiencia en el campo de batalla.

Lo interesante es que las investigaciones de este psiquiatra han mostrado que los efectos del *mindfulness* en todas las situaciones citadas pueden tener un impacto beneficioso, mucho más marcado que incluso el uso de medicamentos específicos. De alguna manera, su práctica haría que esa fuerza sanadora —ese «mejor ingeniero del mundo»— actuara primero localizando las heridas emocionales que siguen abiertas y después favoreciendo que estas empezaran a cicatrizar.

El doctor Bessel van der Kolk ha manifestado en diversas ocasiones su sorpresa y a la vez su profundo desencanto al ver que algunas de las revistas de psiquiatría norteamericanas a las que ha enviado el resultado de sus investigaciones han rechazado publicarlas. Una vez más, parece ser que el saber ajustar esos delicados «tornillos» no acaba de ser suficientemente valorado. No cabe duda de que cuesta creer que algo aparentemente tan sencillo como el *mindfulness* pueda tener un efecto tan marcado a la hora de que una persona recupere su ilusión, su alegría y, por supuesto, sus ganas de vivir.

Nadie dice que la práctica del *mindfulness* sea la panacea que lo resuelva todo, sino que tiene un gran valor para experimentar con más plenitud eso a lo que llamamos vida. Aun así, uno se pregunta cómo es posible que algo capaz de llevar claridad mental, serenidad y equilibrio a nuestras vidas no lo practique todo el mundo. Yo diría que se debe a que al ser tan contraintuitivo, al ir en contra de todo lo que la mente dualista considera que puede tener algún sentido, genera una gran desconfianza.

A la mente condicionada le gusta hacer, lograr, buscar, luchar, esforzarse, juzgar, comparar, enfocarse en objetivos, elaborar pensamientos, emitir juicios, llevar a cabo interpretaciones, apegarse a lo que le gusta, alejarse de lo que le disgusta, moverse en terreno conocido, controlar, poseer, esforzarse por tener más y más, por ser más y más importante y, cómo no, por encajar dentro del grupo. Un encaje que muchas veces no es simplemente de pertenencia, sino que se convierte en una relación de dependencia.

El grupo puede darnos una protección que a veces no sentimos que tengamos si estamos solos. Esto lleva en ocasiones a tomar actitudes de sumisión ante individuos que a lo mejor y, simplemente, porque gritan más, parecen que saben mejor hacia dónde hay que ir.

Hay muchas personas ansiosas de poder y de dominar a los demás que encuentran muy fácil hacerlo porque también hay otras que, en su búsqueda de protección, aceptan sin rechistar cualquier forma de acatamiento.

No es que no nos parezca razonable lo que la mente dualista en ocasiones propone, lo que ocurre es que lo que ella nos sugiere es una forma siempre limitada y rígida de ver el mundo. Nos presenta «su realidad» como la única que existe. Además, y a nada que nos fijemos un poco, nos daremos cuenta de que es la que también se pasa la mayor parte del tiempo llevándonos al pasado o proyectándonos al futuro.

— Cuando nos lleva al pasado puede ser que lo haga para recordarnos algo agradable que nos sucedió o para rememorar errores previos y así no volver a cometerlos. Sin embargo, la mayor parte de las veces que nos mueve por la línea del tiempo es para provocar en nosotros una sensación de culpa y de vergüenza por algo que hicimos o dejamos de hacer, y de lo que tenemos que seguir lamentándonos una y otra vez.
— Cuando nos lleva al futuro es para que podamos planear y anticiparnos a lo que podría pasar. No obstante, muchas más veces, es solo para llenarnos de preocupación y de ansiedad.

Por eso los seres humanos cargamos con esas dos «pesadas maletas» que no vemos, pero sí sentimos: la de las lamentaciones por el pasado y la de las preocupaciones por el futuro. ¿Quién se puede mover bien en el presente cargando con algo tan pesado?

Si recordamos brevemente las investigaciones de Benson, también recordaremos cómo la práctica de no dejarnos atrapar por esos pensamientos perturbadores, tiene un impacto muy favorable en la salud.

El cuerpo, que es muy inteligente, nos está constantemente mandando un mensaje: la mente está enferma y nosotros no hemos sabido darnos cuenta de ello. Pero al igual que el pez no sabe que hay un mundo fuera del agua, nosotros tampoco sabemos que hay uno repleto de posibilidad más allá de dicha mente dualista. ¡Cómo no va a ser el *mindfulness* un secreto tan bien guardado si ni siquiera se nos pasa por la cabeza la existencia de un mundo mejor en el que podemos vivir!

El *mindfulness* nos ayuda a darnos cuenta de la importancia de algo que también dijo Jesús: «Estar en el mundo sin Ser del mundo». No busca que huyamos del mundo y de aquello que no nos gusta de él —para eso y, lamentablemente, los humanos hemos encontrado muchos otros caminos como puedan ser las drogas, el consumo excesivo de alcohol, el estar constantemente viendo televisión, los juegos de ordenador o la compra compulsiva—. A lo que ayuda es a estar en este mundo cotidiano con sus cosas agradables y desagradables, con sus risas y llantos, de una manera nueva, sin buscar escapar de él cuando lo que nos ofrece no lo experimentamos como agradable.

Dejamos de reaccionar frente a ataques y provocaciones de forma tan personal. Por eso la respuesta a tales ataques y provocaciones, por llevar incorporada la compasión, es una respuesta firme y no una reacción dura. Y en el momento de corregir a alguien lo único que de verdad se pretende es ayudar a esa persona a mejorar en lugar de buscar, de una manera más o menos encubierta, castigarla y hacerla sentir avergonzada por haber cometido un supuesto error.

7
Al otro lado del espejo: descubrirse en el otro

Sé amable, pues cada persona
con la que te cruzas está librando su ardua batalla.

Platón

Narciso era, según la mitología griega, un pastor físicamente muy agraciado que rechazaba con desdén a todas las muchachas que se le acercaban.

Un día, al entrar en un bosque, la ninfa Eco, deslumbrada por la belleza de Narciso, se acercó a él. Pero la oréade, castigada por la diosa Hera para que repitiera la última palabra que dijera, fue ignorada por este.

El joven descubrió en ese bosque un estanque y se aproximó a él. Allí, en la superficie del agua, pudo ver un rostro y sin caer en la cuenta de que era su propio reflejo, quedó tan prendado que quiso cogerlo con las manos. Narciso cayó al agua y no sabiendo nadar, se ahogó en aquel estanque.

El relato nos alerta sobre lo fácil que es centrarse en uno mismo y no ver más allá. Y esto es la consecuencia directa de la mente dualista que hace que nos centremos tanto en nosotros y tan poco en los demás.

Al otro lado del espejo están personas como Eco y también está una visión nueva de nosotros mismos. Todos somos, en general, más conscientes de lo que recibimos de los demás que de lo que les hacemos llegar. Esta forma de autoengaño —precisamente por no ser conscientes de ello— hace muy difícil que podamos cambiar.

La mirada, la manera de respirar, la expresión facial, la tonalidad de la voz, los gestos y la postura están transmitiendo, sin que nos demos cuenta, cómo vemos a una persona y lo que realmente sentimos hacia ella en un momento determinado. Estamos completamente ciegos frente a lo que transmitimos y ante el impacto que esto tiene en ella. Nos es mucho más sencillo ver los efectos que vernos como causa, o al menos, como causa parcial de ellos.

Algunas de las consecuencias más características de esta forma de autoengaño, sobre todo cuando nos molesta la reacción de la otra persona, son:

— Buscar activamente ampliar los defectos del otro. Dado que quien busca encuentra, enseguida le vemos bajo una percepción cada vez más negativa.
— Posicionarnos como víctimas y dejar de plantearnos que nosotros, tal vez sin ser plenamente conscientes, podemos haber facilitado este desencuentro por medio de una crítica desafortunada o incluso de una determinada interpretación de algo que se nos ha dicho. Recordemos que todos tenemos heridas emocionales que se pueden activar incluso con el comentario más trivial.
— Dejar de ver al otro como persona y etiquetarle («es un estúpido», «es un creído», «es una manipuladora»...). Nos olvidamos que las etiquetas solo tienen aplicación con los objetos, nunca con las personas.

— Intentar corregir a alguien en un momento de tensión. Toda corrección es en sí misma una provocación, y solo ha de hacerse desde un corazón en paz y si lo que de verdad se busca es mejorar las cosas y no vengarnos sutilmente haciendo que la otra persona se sienta inferior.

Por eso es muy importante observarte para ver si:

— Te ves juzgando y condenando a una persona en lugar de rechazando sus ideas o sus acciones, que pueden perfectamente no gustarte. Todo ser humano es mucho más que sus ideas.
— Te ves envuelto en ese discurso interior en el que intentas justificar tener razón y que la otra persona esté equivocada.
— Te sientes superior a la otra persona. Tal vez te creas más importante, más inteligente, más bueno o más santo que ella.
— Sientes el deseo de controlar o someter a otros para que hagan lo que tú quieres. No es simplemente dar una instrucción que por su importancia ha de ser cumplida, sino que se trata de un deseo imperioso de demostrar quién es el que de verdad sabe y quién es el que de verdad manda.
— Ves a otro ser humano no como una persona, sino como un problema, un incordio, un obstáculo.
— Te posicionas en algo que crees a pie juntillas sin intentar averiguar honestamente por qué la otra persona ve las cosas de una manera diferente a ti.

Buda decía que cuando nos sentimos ofendidos o provocados por alguien es como si nos hubieran clavado un dardo.

Somos, sin embargo, nosotros, con nuestra reacción de enfado, ira y frustración, los que generamos el segundo y tercer dardo que podemos incluso clavarlo en alguno de los seres más queridos. Buda instaba a que después de ese primer dardo no hubiera un segundo o un tercero. Jesús hablaba de poner la otra mejilla.

Si desarrollamos la compasión veremos la actuación muchas veces dañina de la otra persona, pero también su confusión, su miedo y su soledad. El ejercicio de la compasión no solo está en la esencia del budismo, sino que constituye el núcleo del auténtico cristianismo.

El «amar a tus enemigos» que repitió incesantemente Jesús nos resulta a veces irritante e imposible de seguir porque muchos no somos capaces de ver la increíble belleza y sabiduría que encierran estas palabras. En ellas radica la clave para vivir en un mundo en paz.

Recordemos que de lo que se trata no es de juzgarnos por haber valorado y criticado a otros, sino de tomar conciencia de ello. El simple «caer en la cuenta» es lo que resuelve y transforma, por eso es tan importante que mantengamos abierto el corazón cuando tengamos ganas de cerrarlo, cortando de esta manera la conexión con otro ser humano.

Ya he dicho que la empatía es la capacidad de entender el mundo desde la perspectiva del otro, y para trabajarla hay varias cosas que nos pueden ayudar:

— Saber quién es el otro. El otro es una persona que como tú quiere sufrir menos y ser más feliz. El otro no es un objeto, sino un ser humano exactamente lo mismo que tú.
— Verte en el otro: verte en sus dudas, en sus preocupaciones, en sus luchas internas, en sus frustraciones y también en sus anhelos. Interesarte y aproximarte a él.

— Observarle, preguntarle y escucharle.
— Comprenderle.
— Facilitar que se sienta acogido.
— Ayudarle a salir adelante.

Buscar el encuentro tiene, como sabemos, múltiples repercusiones fisiológicas. No en vano el ser humano es un ser de encuentro.

Hay dos hormonas de excepcional importancia que son liberadas cuando se produce esta conexión entre dos personas que quieren conocerse, crear un lazo afectivo y cooperar en un proyecto determinado. Estas son la oxitocina y la vasopresina, que son liberadas desde los núcleos supraóptico y paraventricular del hipotálamo.

Los efectos beneficiosos de la oxitocina en el organismo son los siguientes:

— Reduce la inflamación y favorece la reparación de los tejidos, por ejemplo, después de haber sufrido una quemadura.
— Protege contra las sepsis, las infecciones que están ya en la sangre.
— Favorece la reparación de las heridas.
— Durante el desarrollo es clave en la maduración de un órgano llamado timo, que juega un importantísimo papel en la respuesta inmune.
— Protege al corazón.
— Favorece la creación de lazos emocionales.
— Tiene un efecto bloqueador sobre el núcleo central de la amígdala, el cual es el desencadenante de la reacción

de miedo y también de la activación del sistema nervioso simpático, responsable de proteger al organismo ante una amenaza.

La vasopresina se parece mucho a la oxitocina, difiriendo solo en dos de los nueve aminoácidos que la componen. Esta hormona a veces ejerce los mismos efectos que la oxitocina y a veces los opuestos:

— Cuando la oxitocina está presente, la vasopresina tiene un efecto inhibidor sobre el núcleo central de la amígdala, reduciendo la sensación de amenaza y favoreciendo el encuentro y la cooperación.
— Cuando la oxitocina no está presente, la vasopresina puede favorecer una reacción muy potente frente a la amenaza, provocando náuseas y síncopes por activación del núcleo dorsal del vago. Esta es una reacción del cerebro reptiliano ante ciertas amenazas. Si bien en los reptiles es una respuesta útil porque produce bradicardia, hipotensión y reducción de la temperatura del cuerpo, en nosotros puede llegar a tener consecuencias muy graves.

Pasamos gran parte de la vida intentando cambiar a los demás para que sean como creemos que deben de ser. Nos molestan las personas que no se ajustan a lo que esperamos de ellas. Nos irrita quien discute algo que para nosotros está meridianamente claro. Nos sublevan quienes no nos tratan con la deferencia que merecemos y, por eso, la reacción de incomodidad y desagrado es tan rápida que automáticamente cortamos la comunicación con ellos. Lo notamos nosotros y por supuesto lo notan ellos. No hace falta decir ni una palabra.

Todos tenemos dos tipos de neuronas: las espejo y las en huso —también llamadas de von Economo— que son capaces de captarlo, aunque no hayamos ni tan siquiera abierto la boca. La tensión se nota. Se nota la tirantez del padre con el hijo y de este con su padre. Se percibe entre el jefe y su empleado y entre el proveedor de un servicio y su cliente. ¿De verdad creemos que con esta tensión en el ambiente el conflicto no va a aumentar? ¡Cómo no se va a intensificar si cada uno nos consideramos en posesión de la verdad y todos estamos dispuestos, por cualquier medio, a forzar al otro a que lo entienda! Ninguna de las dos partes podría haber reaccionado de una manera distinta porque su mente condicionada le hace a cada una percibir la misma situación de una forma radicalmente diferente:

— El padre ve a su hijo como un desobediente.
— El hijo ve a su padre como un tirano.
— El jefe ve al empleado como un incompetente
— El empleado ve a su jefe como un incoherente.
— El proveedor de servicios ve a su cliente como un quisquilloso.
— El cliente ve al proveedor como un manipulador.

Por eso, porque uno ve lo que ve con «tanta claridad» le resulta incomprensible que el otro no lo vea, y por eso, también, si no lo ve por las buenas, tendrá que hacerlo por las malas. No es de extrañar que aparezca de manera tan rápida la violencia mental, la verbal e incluso la física. Da la impresión de que estamos ante un problema sin solución. Sin embargo, creo que sí hay una opción mucho mejor.

Si cada uno de nosotros estamos tan condicionados por el pasado, con todo lo que hemos vivido en él, que ante determinados estímulos no podemos reaccionar de una manera diferente a como lo hacemos, ¿cómo salir de esta ratonera, de esta trampa mental?

Un día empezó a llover en el campo con gran intensidad. El río que separaba la tierra plana de un montículo empezaba a crecer. Pronto solo los animales que se subieran a aquella loma podrían evitar perecer bajo las aguas.

Un conejo se acercó al río dispuesto a cruzarlo antes de que fuera tarde, y en su camino se encontró con un escorpión.

—Amigo conejo, por favor, déjame que me suba a tu espalda y que cruce contigo el río. Si me quedo aquí me ahogaré, pero si me llevas al otro lado y subo al montículo me salvaré.

—Eres un escorpión y si te subo a mi espalda me picarás y yo moriré —le respondió sin dar crédito a lo que oía.

—Pero cómo te voy a picar, entonces nos ahogaríamos los dos. ¿No te das cuenta de que tu preocupación no tiene ningún sentido?

El conejo reflexionó durante unos instantes y concluyó que, efectivamente, y en tales circunstancias, su inquietud no tenía lógica.

—Está bien, escorpión —le dijo—, súbete y vamos a cruzar el río juntos.

El conejo se lanzó al agua con el escorpión a su espalda. El río estaba ya muy crecido y por eso el conejo movía las patas lo más deprisa que podía. Cuando estaban en el medio, el animal notó un dolor enorme en su espalda y supo de inmediato que el escorpión le había picado.

—¿Por qué me has picado? Ahora moriremos los dos —le preguntó el conejo antes de morir.

—Está en mi naturaleza. No podía hacer otra cosa.

Si yo acepto, si yo asumo, que la otra persona no puede actuar de otra manera que como lo hace, tomo la misma disposición que tendría no exigiendo a un perro que se comportara como un gato o a un león como una oveja.

Esta aceptación hace que inmediatamente renuncie a todo intento de cambiar a nadie porque queda patente lo absurdo que es. Por eso nuestro corazón se mantiene en paz. Cuando alguien habla desde él, todo lo que expresa con sus gestos, con sus palabras y con sus acciones tiene una fuerza transformadora en la otra persona. Es en esos momentos cuando esta puede, ante respuesta tan sorprendente y tan poco esperada, elevar su nivel de conciencia y replantearse su conducta. ¡Qué maravillosamente queda esto reflejado en la obra de Victor Hugo, *Los miserables!*

> Un mayor nivel de conciencia siempre va acompañado por un mayor nivel de compasión.

En la vida hay veces en las que nos encontramos con la falta de agradecimiento de personas a las que hemos ayudado o con aquellas que se apoderan de nuestras ideas y luego se llevan todas las medallas. También las hay que van provocando sin que las personas a las que provocan les hayan hecho nada. En cualquiera de estas situaciones lo normal es que sucedan en nosotros tres cosas:

1. Una reacción afectiva (ira, resentimiento, frustración...) acompañada de una fisiológica (respiración agitada, taquicardia, tensión muscular, mareo...).
2. Un rechazo inmediato hacia ese tipo de personas y que puede expresarse mental o verbalmente, o incluso en algunos casos físicamente.
3. Un impulso por cambiar a esa o esas personas con la intención de hacerlas entender por las buenas o por las malas que no pueden ser como son.

Esto que parece tan lógico y natural solo es así en apariencia. De hecho, basta la propia experiencia para darse cuenta de los efectos de ello:

— El cuerpo se deteriora.
— Nosotros sufrimos.
— La violencia puede escalar rápidamente.
— Nos llevamos la ira a casa y lo pagamos con los seres más queridos.
— Pensamos que el mundo es un desastre y que así no se puede vivir.
— La otra persona no solo no cambia, sino que, además y sorprendentemente, es ella la que se siente atacada por nosotros.

Todos llevamos a cuestas un enorme condicionamiento mental y no somos conscientes de ello. Hay gente que ha sufrido mucho a lo largo de su vida y ese dolor lo han convertido en agresividad. No hablo como es lógico ni de justificar dicha agresividad ni de no defenderse frente a ella, hablo de asumir que con el nivel de conciencia que esa persona tiene no puede comportarse de otra manera. Esto es una invitación a que no reaccionemos desde un corazón en guerra, sino desde un corazón en paz. Si lo hacemos así, los resultados pueden cambiar de forma llamativa:

— El cuerpo no se deteriora.
— Se reduce el sufrimiento al no quedar atrapados en sentimientos como la ira o el miedo.
— La violencia es más difícil que escale porque respondemos a la otra persona de una forma que le resulta sorprendente e inesperada. Esto puede que rompa su patrón mental de agresividad.

— No llevamos a casa la ira y, por consiguiente, no extendemos la magnitud del conflicto.
— Nos damos cuenta de que no hay nada más importante en este mundo que contribuir a elevar el nivel de conciencia con el que vivimos.
— La otra persona puede tal vez replantearse su actuación. De alguna manera sería como si a un incendio le quitáramos el oxígeno que lo mantiene activo. Al cabo de un tiempo el fuego perdería intensidad y acabaría por extinguirse.

Más adelante veremos un ejemplo de esto en algo que le ocurrió a uno de mis maestros, el creador, de origen norteamericano de lo que se denomina CNV o comunicación no violenta, Marshall Rosenberg, cuando visitó Oriente Medio.

La gran paradoja es que, aunque lo que más anhelemos los humanos sea la acogida, el amparo, el cobijo, la cercanía, por ser entre otras cosas el encuentro lo que sana las heridas emocionales más hondas, con nuestra conducta muchas veces fomentamos lo contrario. La mente dualista antes o después va a favorecer el desencuentro, mientras que el corazón va a hacer lo opuesto.

Cuando la oscuridad se encuentra con la luz, aquella empieza a desvanecerse. La belleza que sucede ni se puede prever ni se puede entender desde la mente dualista porque, sencillamente, la supera. Lo que emerge de esta voluntad auténtica de encuentro es algo nuevo que produce sorpresa, asombro y admiración.

Todos los seres humanos, conscientes como somos de la vulnerabilidad, de la fragilidad y de la sensación de estar a la intemperie, generamos barreras entre nosotros y entre los demás y también barreras entre nosotros y la Vida. Como nos vemos defectuosos nos escondemos, y por eso nos sentimos tan fácilmente provocados y amenazados. Estamos sensibilizados a vivirlo todo como una potencial amenaza.

No es raro que algunos individuos, cuando entran en un sitio por primera vez o se encuentran con personas a las que previamente no conocían, estén a la defensiva, lo cual se aprecia especialmente en su rostro y en su postura. Por eso, liberándonos poco a poco de esa identificación con nuestro «yo» rígido, limitado y reactivo podemos empezar a vislumbrar nuestra verdadera naturaleza, la auténtica esencia, lo que somos en realidad: Conciencia, capacidad de darnos cuenta y Amor.

El gran sabio chino Lao Tzu, autor del *Tao Te King,* hablaba de la importancia de no ser rígidos en la vida.

> Los hombres nacen suaves y flexibles;
> muertos se vuelven duros y rígidos.
> Las plantas nacen elásticas y flexibles;
> muertas se convierten en secas y quebradizas.
> Por eso aquel que es rígido e inflexible es un discípulo de la muerte.
> Quien es suave y flexible es un discípulo de la vida.
> Lo duro y rígido será partido.
> Lo suave y flexible permanecerá.

No cabe duda de que este revolucionario descubrimiento de que somos más que nuestro pequeño «yo», también nos permite comprender de dónde surgen muchas de esas reacciones y conductas que tan poco nos gustan. Cuando uno entiende qué profundo y penetrante es nuestro condicionamiento, tampoco se agrede a sí mismo ni se juzga o critica con dureza. Freud pensaba que en el origen de la depresión estaba la agresividad vuelta contra uno mismo.

De la misma manera que el *mindfulness* nos ayuda a reducir la irritabilidad ante lo que hacen otras personas y que no nos gusta, también contribuye a que vayamos desarrollando la empatía y la compasión hacia nosotros. No es con sentimientos de culpa o vergüenza como de verdad se cambia, sino cayendo en la cuenta de cosas frente a las que estábamos completamente ciegos.

Por el hecho de que practiques *mindfulness* no vas a dejar de notar momentos de tensión y sentimientos de ansiedad, miedo o enfado. Tampoco vas a dejar de experimentar reacciones corporales como la tensión muscular, la alteración del patrón respiratorio o la contracción de la mandíbula. Lo que su práctica te va a permitir es dar un paso atrás y, percibiendo la existencia de todos estos elementos, evitar que quedes atrapados en ellos. Y al cabo de cierto tiempo empezarán a sucederte varias cosas:

— Una menor agitación y una mayor serenidad.
— Apreciación en la otra persona de elementos que antes no veías (soledad, tristeza, hundimiento).
— Aparición de una fuerza nueva que es la compasión y que hace que lo que de verdad más te importe no sea cuánto afecto te muestra esa persona, sino cuánto la puedes mostrar tú.
— La otra persona puede empezar a notar un cambio en sus propios sentimientos.
— Aunque seguís siendo dos personas distintas, algo está ocurriendo para que ya no os veáis tan distantes.

Es precisamente una práctica en el *mindfulness* llamada metta la que nos entrena en el desarrollo de la compasión hacia todos los seres humanos. Esta favorece que algo transformador suceda con aquello que hemos vivido como provocaciones, ofensas o traiciones por parte de otras personas y que ha dado lugar a lo largo de los años a la formación de esas «cadenas» y «corazas» emocionales que nos aprisionan al pasado.

Cuando alguien trabaja la meditación de la compasión está manifestando en su interior la intención de que otros seres humanos sufran menos y sean más felices. Lo que ocurre es que para lograrlo las mentes dualistas suelen guiarnos por caminos que nos llevan con frecuencia a conseguir justo lo contrario. Muchas personas acaban pensando que esta es su única opción de vida cuando para nada es así. De todas maneras, y como ya he insistido en varias ocasiones, esto es algo que nadie nos puede enseñar, sino tan solo ayudarnos a descubrir.

8
La carpa y el dragón

El conocimiento viene de tener una única perspectiva, pero la sabiduría viene de tener múltiples perspectivas.

Gregory Bateson

Ya he hecho referencia a la historia de Narciso, y es que el valor de la mitología estriba en gran medida en que era la psicología de las antiguas culturas.

En la mitología se habla de algo que, aunque nunca ha ocurrido, siempre ha sido. De acuerdo en este punto, no con la mitología griega, sino con la china, existe en la parte más alta del río Amarillo una entrada muy especial, un umbral entre dos mundos. Este lugar se llama la Puerta del Dragón.

> Durante la primavera, los peces y, sobre todo, las carpas de colores nadan contracorriente e intentan llegar hasta dicha Puerta para de un salto cruzarla y ser así transformados en dragones, el símbolo del verdadero poder y la benevolencia.
>
> Los pocos peces que consiguen completar este viaje tan difícil son respetados por su coraje, determinación y persistencia. Por eso en muchos lugares de China el dibujo de una carpa de colores sirve para recordar esta gran historia y por eso también cuando una persona es capaz de superar una prueba de gran dificultad se dice que ha atravesado la Puerta del Dragón.

No cabe duda de que esas carpas que han sido capaces de superar lo que parecía insuperable sin tan siquiera buscarlo son una fuente de inspiración para muchos otros peces que también se ven llamados a través de su ejemplo a seguir ascendiendo por el río y ser transformados en dragones.

Creo sinceramente que son muchas más las personas que tienen talento que las que desarrollan la claridad mental y la entereza de espíritu para elevarse por encima de las corrientes de pensamiento y opinión que imperan en la sociedad. Hablo de una sociedad que, sin duda, ha avanzado mucho científica y tecnológicamente, pero que, sin embargo, acoge a un gran número de personas que son víctimas de la ansiedad, la depresión, la envidia, el egoísmo y la violencia.

Por eso la mitología, con su exquisita capacidad para hablarnos del camino que conduce a la transformación de un ser humano, tiene hoy tanto interés y relevancia, ya que puede ayudarnos a reflexionar para encontrar las claves que nos permitan entender tal disparidad entre el avance tecnológico y el más bien escaso avance psicológico.

El tema tiene su importancia, porque los desarrollos tecnológicos que no vayan acompañados simultáneamente de los psicológicos y éticos van a generar cierta inquietud. No hace falta nada más que repasar un poco la historia más reciente.

Por eso es esencial no solo saber resolver mediante el raciocinio algunos de los problemas que surgen a lo largo de la vida, sino también, y sobre todo, descubrir de dónde emergen la mayor parte de ellos. Hablo de problemas como la ansiedad, la insatisfacción vital, el hambre, la desigualdad e incluso la guerra. Para llevar a cabo esta indagación es necesario abrir la mente y explorar aquello que yace en lo más profundo de ella y que solo se puede desvelar si «tenemos el coraje de perder de vista la playa».

Dos citas zen nos pueden servir de inspiración cuando nos atrevamos a ir más allá de esa zona que, por ser familiar, hace que nos sintamos cómodos y seguros, y que no es otra que nuestra zona de confort: «Cuando saltes al vacío, dos cosas te pueden pasar: o descubres algo en lo que apoyarte o se te enseñará a volar» y «Cuando el gusano pensó que se acababa el mundo, se transformó en mariposa».

Este tipo de lenguaje zen tan característico y que combina la poesía con la paradoja suele dejarnos a muchos completamente «descolocados». Sin embargo, es difícil negar que también tiene el poder de hacer vibrar algunas de esas sorprendentes «cuerdas» que hay en cada corazón humano. No es que nos expliquen nada, sino que más bien nos ayudan a sentir y a descubrir algo. Es como si esta clase de expresiones nos hicieran intuir sutilmente que existe algo «mágico» en cada uno de nosotros. De ahí su capacidad inspiradora y su resistencia al paso del tiempo.

La vida, como me decía un buen amigo, cirujano del hospital MD Anderson Cancer Center de Houston, en Texas, es una montaña rusa con sus subidas y bajadas. Tal vez el verdadero sentido de la Vida se pueda descubrir mucho mejor en las bajadas que en las subidas.

Si se quieren superar los fracasos, las frustraciones y las injusticias con las que, sin duda, nos vamos a tropezar durante las bajadas en esa montaña rusa que simboliza la vida, hemos de encontrar una alternativa más favorable que la de reaccionar hundiéndonos, perdiendo la esperanza, llenándonos de amargura o volviéndonos violentos.

La neurociencia afectiva muestra claramente que estos estados emocionales, lejos de favorecer el que podamos hacer frente a fracasos, frustraciones e injusticias desde nuestra mejor versión, lo hagamos desde la peor. Sería algo así como intentar apagar un fuego no con agua, sino con gasolina, sin ser, por supuesto, conscientes de ello. Todos nos damos cuenta de lo que recibimos, pero no tanto de lo que emitimos.

Cuando una persona se deja envolver por la desesperanza, la sensación de incapacidad o las ganas de venganza se activan los núcleos amigdalinos en los lóbulos temporales del cerebro (figura 5) y se desactivan en gran medida ciertas áreas prefrontales del mismo (figura 6). Esto merma la capacidad de estar atentos, de ser creativos, de aprender y de tomar buenas decisiones. Además, la activación de estos núcleos se acompaña de la del sistema nervioso simpático que es, como he dicho, el que nos protege frente a las amenazas. Uno de los efectos de tal activación es la subida de la tensión arterial que puede alcanzar cifras preocupantes.

Conozco a una persona que en un momento de enorme enfado ante algo que había hecho un compañero de trabajo se quedó súbitamente sin ver por uno de los ojos. En urgencias del hospital le diagnosticaron un desprendimiento de retina. Cuando me contó su historia, ya había tenido que ser intervenido en varias ocasiones por el mismo problema.

También tengo un buen amigo, cirujano como yo, que un día sintió un súbito dolor de cabeza. Le hicieron muchas pruebas en el hospital y lo único que le detectaron fue una importante elevación de la tensión arterial. Con las cifras que tenía, podía perfectamente habérsele reventado un vaso sanguíneo y haber tenido una hemorragia cerebral. Como él jamás había sido hipertenso, el cardiólogo le puso un holter de veinticuatro horas —gracias a esta tecnología se puede ver el ritmo cardiaco y la tensión arterial a lo largo de todo un día—. Lo único que tenía que hacer mi amigo era apuntar en una libreta cualquier acontecimiento de cierta singularidad que le ocurriera a lo largo de esa jornada y, por supuesto, la hora exacta en la que dicho hecho había tenido lugar.

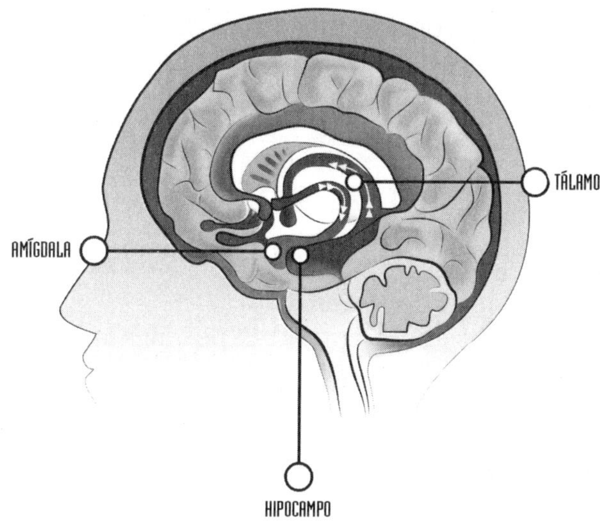

Figura 5

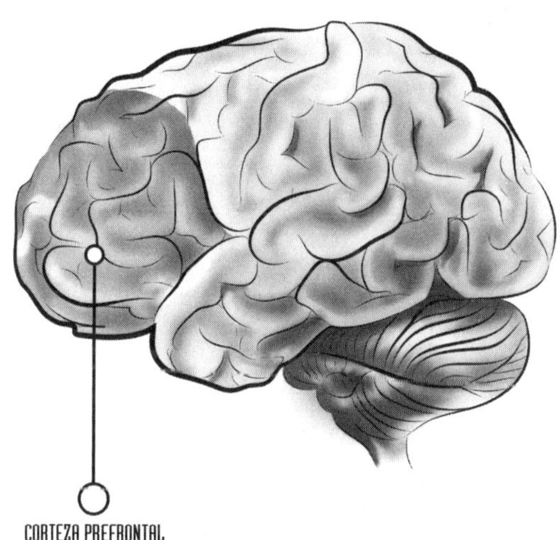

Figura 6

Pasadas las veinticuatro horas le acompañé al cardiólogo. Este pudo ver los resultados y los hallazgos fueron sorprendentes: la tensión arterial se había mantenido en cifras completamente normales a lo largo del registro, a excepción de dos momentos en los que se había detectado una gran elevación de la misma. Cuando consultamos en la libreta cuándo habían tenido lugar estas subidas comprobamos que coincidían con dos conflictos que había tenido con el personal de enfermería.

¿Será que el cuerpo nos está diciendo que ese no es el camino correcto para vivir más y mejor? ¿Será que el cuerpo es más inteligente que la cabeza y sabe que tenemos que buscar por otro lugar?

Para mi amigo, aquel enfado experimentado ante lo que consideró una provocación por parte de otras personas, no solo era inevitable, sino que, además, estaba plenamente justificado. ¿Y si esto no fuera así? ¿Y si él no hubiera podido ver otras posibles respuestas porque estaba —como estamos tantos de nosotros— limitado en la manera de ver las cosas?

Todos sin excepción vamos a vivir provocaciones, decepciones, desilusiones, fracasos e injusticias. Desde ese estudiante que se siente injustamente tratado en un examen hasta aquel ciudadano que no considera que sus derechos están siendo suficientemente respetados.

Decía Buda hace ya dos mil quinientos años que hay alabanza y hay acusación, ganancia y pérdida, placer y dolor, fama y humillación. ¿Piensas que esto no te va a pasar a ti?

Muchas carpas no pueden atravesar la Puerta del Dragón porque no han descubierto que los fracasos, las frustraciones y las injusticias no solo pueden generar hundimiento, desesperanza, amargura o violencia, sino que también pueden ser fuente de crecimiento, evolución y transformación. Cuando la carpa se da cuenta de que ella está llamada no a reaccionar, sino a responder, entonces es cuando se abre la posibilidad de que en su ascensión por el río pueda acercarse un poquito más a la Puerta del Dragón.

Pocas personas experimentaron el fracaso, la frustración y la injusticia con la intensidad con que los sufrió Nelson

Mandela, encerrado durante veintiséis años en una prisión de alta seguridad en Robben Island. Sin embargo, no cabe duda de que «la carpa» Mandela subió por su particular río Amarillo y se transformó en un «dragón». Gracias a esta transformación, muchas personas en la nación sudafricana cayeron en la cuenta de que podían darles a sus fracasos, frustraciones e injusticias una respuesta muy diferente a aquella que saldría de un corazón hundido, desesperado, amargado o violento.

La mente, tan condicionada culturalmente y tan dominada por el ego, nos hace considerar que el mundo de Mandela nada tiene que ver con el nuestro y que el «ojo por ojo y el diente por diente» es una reacción normal ante esa injusticia que uno puede experimentar a lo largo de su vida.

También es frecuente que nos parezca tan poco razonable y realista seguir intentando algo después de tener un revés, que seamos tantos los que abandonemos si no al primero, seguramente al segundo o tercer fracaso que tengamos. ¡Qué reacción más «lógica» que ante la incómoda sensación de frustración que acompaña a la experiencia de fracaso, todos o casi todos busquemos una distracción para olvidar lo ocurrido y así consigamos distanciarnos mental y emocionalmente de tan «incómodo lugar»!

Precisamente por eso, porque nos parece muy lógica y razonable esta reacción, hay tan pocas personas que persisten tras el fracaso y la frustración o que no se vuelven violentas en presencia de la injusticia. Por eso, precisamente por eso, muchas carpas no se transforman en dragones, y por la misma razón tampoco pueden aportar nada a este mundo.

Cuando muere una carpa que no evolucionó a dragón, el mundo lo deja tal como estaba o peor que cuando ella llegó. Cuando un dragón muere, el mundo lo deja siempre mucho mejor que como lo encontró. En eso radica el valor de su contribución y el alcance de su legado. Al hablar de mejorar el mundo me estoy refiriendo, sobre todo, a tener un impacto positivo e inspirador en las personas con las que nos encontramos en casa, en el trabajo y en la calle.

¡Qué fácil resulta a la «masa» de carpas dar por hecho que aquella que atravesó la Puerta del Dragón fue una con suerte o tal vez una especial, una muy diferente al resto de ellas! Las mentes dualistas, tan envidiosas y manipuladoras, no pueden muchas veces tolerar otro tipo de explicaciones. Si lo hicieran, se verían interpeladas a explorar con curiosidad lo que hizo esa carpa y que ninguna otra fue capaz de hacer.

A la mente condicionada y dualista nunca le ha interesado explorar, observar, preguntar y escuchar. A ella solo le importa juzgar de acuerdo a sus propias tendencias e inclinaciones para así justificar que la única realidad es la que ella nos presenta. ¡Qué acertadas me parecen las palabras de Molière en *El Tartufo!:* «No hay nada que la gente no pueda ingeniárselas para elogiar, reprobar o encontrar una justificación acorde con sus inclinaciones, prejuicios y creencias».

Para los que nos reconocemos como carpas nadando contracorriente en nuestro personal río Amarillo, tal vez sea importante investigar cómo educarnos y cómo entrenarnos para experimentar ese proceso capaz de transformarnos en dragones.

En un mundo tan complejo como este en el que vivimos y en el que existe por todas partes tanta confusión, poca orientación pueden darnos aquellos que, aunque mucho griten, están tan perdidos como el resto. Tal vez se disfracen de dragones, pero pronto se descubre que no lo son. En el fondo, ellos no buscan iluminar, sino tan solo brillar. Por eso es por lo que cada uno tenemos que emprender nuestra propia búsqueda y reflexión, y esto tiene mucho que ver con la importancia de la educación.

Sabemos que la palabra «educación» tiene una etimología muy rica y variada en cuanto a que hace referencia a conceptos diversos como son criar, alimentar, conducir, encaminar, sacar de dentro. Pero parece que la palabra la hemos entendido de una forma muy limitada. Si miramos a nuestro alrededor puede darnos la sensación de que aquello que más se fomenta durante el proceso educativo es el adquirir conocimientos. Esto es sorprendente porque entre el saber y el saber hacer siempre ha existido una gran distancia.

> Una cosa son los conocimientos y otra muy distinta las competencias.

Yo puedo saber mucho de cirugía gástrica y no por ello necesariamente saber cómo operar con destreza un tumor de estómago. Puedo tener muchos conocimientos y, sin embargo, no haber desarrollado las habilidades que me permiten ponerlos en buen uso. Además, y sin quitarle en absoluto importancia a los conocimientos, tengo mis serias dudas de que radique fundamentalmente en ellos el proceso que lleva a una carpa a transformarse en un dragón.

Para entender la raíz del impacto que tiene en nosotros el fracaso, la frustración y la injusticia, tal vez primero tengamos que profundizar en lo que es el fracaso, de dónde procede la frustración y cuál es el origen de la injusticia. Creo que solo si de verdad ahondamos en la comprensión de un problema podremos llegar a resolverlo.

Albert Einstein decía que la clave para superar cualquier problema, una vez que lo hemos identificado, es definirlo bien;

es decir, entender sus raíces, su verdadero origen, y no solo cómo este se está manifestando en nuestra vida.

Los seres humanos muchas veces reaccionamos ante los problemas de una manera muy diferente a como proponía el gran físico alemán. Ante la presencia de uno, tendemos a enfadarnos, frustrarnos, ignorarlo, culpar a alguien por él o intentar quitárnoslo de encima lo ante posible, encontrando como sea una solución. Y todo esto ¿por qué? Posiblemente porque su simple presencia hace que nos sintamos muy incómodos y por eso buscamos eliminar tal incomodidad.

Encontrarse con un problema es como estirar una goma con dos dedos hasta que duelan. Como a nadie le gusta estar incómodo, enseguida se siente la tentación de aflojar la tensión de la goma y así acabar con dicha incomodidad. ¡Qué pocos son los que aguantan la molestia y el dolor! ¡Qué pocos son los que no aflojan la tensión de la goma!

Si al cerebro le damos una salida fácil, olvidémonos de que encuentre una solución. Para hallar una realmente efectiva primero hay que penetrar en la naturaleza del problema y comprender de dónde surge esta y cuáles son sus raíces. Muchas personas son incapaces de aguantar la tensión y abandonan en lugar de investigar con curiosidad qué es lo que está pasando en su interior. Esta renuncia se expresa en forma de hundimiento, desesperanza, sensación de impotencia y también, con no poca frecuencia, resentimiento. Por eso, porque somos carpas que anhelamos la transformación en dragones, hemos de encontrar una forma, un camino, una manera diferente de relacionarnos con el fracaso, la frustración y la injusticia, y para ello hemos de explorar estos tres elementos con verdadera curiosidad, como si fuéramos investigadores de la condición humana con sus luces y sus sombras. Hablo de científicos que exploren con el mismo interés un desierto que una selva, y que muestren la misma curiosidad ascendiendo por una soleada montaña que descendiendo al interior de una oscura cueva.

Uno de los elementos claves en la exploración siempre ha sido la pregunta. Un día le preguntaron a Einstein acerca de lo que haría si le dijeran que el mundo iba a ser destruido en sesenta segundos, a lo que Einstein respondió: «Me pasaría los primeros cincuenta y nueve segundos haciéndome una pregunta y el último segundo contestándola».

Una vez más, y como él decía también, la clave no está en encontrar respuestas a las viejas preguntas, sino en hacernos las que no nos hemos hecho antes. Tal vez las respuestas que hoy muchas personas siguen buscando son contestaciones a dos viejas cuestiones: cómo tener más éxito en la vida y cómo llegar a ser alguien. Sin embargo, las dos que yo te invitaría a hacerte serían muy diferentes: quién o qué define el éxito y adónde nos lleva nuestra búsqueda por llegar a ser alguien.

En una ocasión, cuando estaba dando una clase en una escuela de negocios, abordamos el tema del éxito y del fracaso. Una participante compartió con el resto del grupo que tenía un amigo que como escritor era un verdadero fracasado. Al parecer el joven, que trabajaba en una empresa consultora, tenía la gran ilusión de escribir algún día un libro. Finalmente lo hizo, lo publicó él mismo porque no consiguió que ninguna editorial lo hiciera y consiguió vender un total de doscientos ejemplares.

La muchacha insistía en que era un fracasado por las escasas ventas a pesar de que su amigo estaba encantado precisamente por el número de ejemplares vendidos.

¿Cómo es posible que manejemos las palabras éxito y fracaso de tal manera? ¿Cómo es posible que el dedo señale a uno y a otro lado y decida por las simples apariencias quién es el triunfador y quién es el fracasado? ¿Qué es lo que hace que llamemos exitoso al que ha vendido muchos libros y fracasado al que ha vendido pocos, si a lo mejor ni siquiera conocemos su sentir? ¿Quién sabe, además, si el fracaso de hoy no será el éxito de mañana?

Según me dijeron, *El alquimista,* de Paulo Coelho, no tuvo nada de éxito cuando fue lanzado, y solo muchos años después, cuando otro editor descubrió el libro, se apasionó con su lectura y lo relanzó de manera distinta, Coelho pasó de «no ser nadie» a «ser alguien» y se convirtió así en un escritor reconocido en el mundo entero.

Creo que quizás ha llegado el momento de empezar a redefinir el éxito y también la hora de redefinir el fracaso. Tal vez hacer esto nos pueda ayudar a comprender cómo una carpa llega a transformarse en un dragón. Puede ser que en el camino incluso encontremos algunas claves para la educación más importante, aquella de la que nos habla el gran escritor Victor Hugo: «La mayor desgracia de un ser humano no es llegar a morir, sino no saber cómo vivir».

La sociedad define el éxito siguiendo las mismas referencias que utiliza la mente condicionada y dualista. El éxito sería bajo sus parámetros el resultado de ganar mucho dinero, hacerse muy famoso o formar parte de una élite social altamente considerada. Existe una tendencia a admirar al que mucho tiene, al que es muy importante o a quien forma parte de un grupo selecto y exclusivo.

No estoy diciendo que no sea agradable la sensación de no tener que preocuparse por la falta de dinero, por la falta de reconocimiento social o por si los demás nos acogerán o no en su círculo de amistades. A todos nos gusta comer y viajar bien y, desde luego aspiramos a no pasar ni demasiado frío en el invierno ni demasiado calor en el verano. A todos nos agrada sentir el reconocimiento y la valoración de los demás, y que cuando por algún motivo lleguemos tarde a una reunión, enseguida se nos dé la bienvenida y se nos haga sitio. Lo que planteo es algo muy diferente. ¿Está aquí exclusivamente, en el disfrutar de posesiones, estatus o sentido de pertenencia, el verdadero sentido de la vida? Me pregunto si vivir consiste en tener más y más o hay algo mucho más relevante que se nos escapa. No me da la sensación de que en la mitología china, cuando hablan del río Amarillo, estén haciéndolo de la senda de la fama y la fortuna, sino de algo de mucho mayor calado, de una mayor profundidad, tal vez de un posible «camino a la felicidad». ¿Hay algo que pueda tener más importancia que educarnos para ser felices?

El ascenso por el río Amarillo no creo que haya sido nunca ni que vaya a ser la escalada para alcanzar poder, estatus o reconocimiento social. Nadie dice que subir por el río de la fama y la fortuna sea fácil y que no exija esfuerzo, lucha, inteligencia y tenacidad. Lo que pasa, y como ya he comentado, es que dudo mucho de que sea del que nos habla la mitología china. Tal vez la subida por el río no ofrezca esas certezas que todos en mayor o menor medida buscamos para sentirnos más seguros. Sin embargo, quizás sí brinde algo muy diferente: el abrirnos a todo un mundo de grandes descubrimientos y de insospechadas posibilidades. Por eso, quien quiere educarse en la subida por este río tan único y especial, ha de enfocarse no en encontrar certezas y seguridades, sino en buscar nuevas oportunidades. Posiblemente no nos dedique un aluvión de aplausos, pero sí oportunidades para servir a otros no en su esfuerzo por ser más grandes, sino en el descubrimiento de lo grandes que son ya. Tampoco creo que ofrezca posesiones, pero sí posibilidades de generar abundancia y prosperidad a nuestro alrededor.

Subir por este río mágico, el río de la transformación, quizás no pueda ofrecernos formar parte de lo que la sociedad considera un grupo selecto y, sin embargo, nos ofrezca la oportunidad de tratar a todos como se trataría a alguien sumamente especial. Educarse en la ascensión por el río Amarillo nos pide cierto desapego de aquello que colma los sentidos y una aproximación a aquello que colma el corazón.

Es de esta forma como, poco a poco, nos vamos dando cuenta de que la Vida no está para cumplir nuestros deseos y expectativas, sino para impulsar la aventura de redescubrirnos, reconocer nuestra auténtica identidad y reconciliarnos así con nuestra verdadera grandeza. Es de esta manera como podemos descubrir lo absurda que es esa lucha llena de ansiedad para llegar un día a «ser alguien», cuando en realidad ya somos todo lo que hay que Ser.

Imaginemos a un grupo de niños en una fiesta de cumpleaños. Los pequeños se encuentran en un jardín muy grande y hermoso y, sin embargo, lo único que ven en él es un gran bulto de plástico que ni siquiera tiene una forma concreta.

Ninguno de ellos presta atención a dicho bulto, nadie se interesa por él y por eso buscan por todas partes algo que colme su anhelo de aventura, juego y diversión. De repente encuentran unas cañas esparcidas por el suelo. Rápidamente aquellas humildes cañas se convierten en majestuosas espadas y aquellos niños transformados ahora en intrépidos guerreros comienzan a luchar unos contra otros para ver quién es el más fuerte, que es el que sin duda acabará convirtiéndose en su rey.

Imaginemos ahora que mientras los niños combaten entre sí para ver quién conquista más terreno y domina al resto, alguien se acercara con una extraña máquina y conecta una pequeña manguera a una boquilla que está precisamente en esa masa de plástico informe. Y que la máquina empieza a meter un extraño ruido y va introduciendo aire a presión. Poco a poco, una extraña forma comienza a desplegarse, a manifestarse. Se trata de un castillo hinchable de brillantes colores y lleno de rampas y toboganes. Al verlo, la actitud de los niños cambia por completo. Todos abandonan su «lucha de poder» y corren hacia el castillo para subirse y jugar en él. El castillo hinchable se ha convertido en una nueva fuente de posibilidades.

Algo parecido ocurre con nuestro Ser. No somos conscientes de lo mucho que puede aportar a nuestras vidas, porque se encuentra plegado en el interior y por eso todo lo exterior nos atrae mucho más. Hace falta ese «aire comprimido», ese saber llevar la atención hacia lo profundo, lo que dispone las condiciones favorables para que aquello se despliegue en todo su esplendor. Hace falta saber mirar para poder ver.

El castillo hinchable nunca dejó de ser lo que era cuando tenía ese aspecto de masa informe, pero solo se convirtió en una fuente de alegría e ilusión para los niños cuando se desplegó con toda su majestuosidad ante sus sorprendidos ojos.

Hemos de comprender que las dificultades, los fracasos, las frustraciones y las injusticias no son los obstáculos que nos impiden avanzar por el río Amarillo, sino que son ellas en sí mismas el propio camino. Solo quien aprende a relacionarse con fracasos, frustraciones e injusticias de una forma nueva puede llegar a experimentar una auténtica transformación.

Las «noches oscuras del alma» se vuelven más oscuras cuando nos resistimos a ellas e intentamos evitarlas. Hay que aprender en ese momento a confiar en que dentro de nosotros hay una sabiduría mucho mayor que la que procede de nuestras confusas y ruidosas cabezas. Hay que saber aguantar el dolor con profunda confianza y esperanza. Hay que saber abrirse a explorar la dificultad y el dolor como aquel que sabe que va a encontrar algo de infinito valor. ¡Cuántas veces es necesario que «la piedra» soporte con entereza el intenso calor que la va a derretir, para que así pueda emerger el rubí que estaba encerrado en ella! Abrirse y rendirse a la sabiduría de la Vida es también dejarse guiar y moldear por ella.

Hace tiempo tuve que tomar una decisión de enorme trascendencia personal y profesional y que no solo me afectaba de manera directa a mí, sino también a mi familia más cercana. Me sentí atenazado por el miedo al pensar en las posibles consecuencias que tendría en nuestras vidas si me equivocaba con aquella decisión. Ante mí había un «precipicio» que no me atrevía a saltar. Ninguno de mis razonamientos o conocimientos estaba añadiendo claridad a mi mente en esos momentos tan críticos. Tampoco ninguna reflexión o ejercicio de motivación me estaba dando la confianza que necesitaba para saltar. Llegó un momento en el que cerré los ojos, «abandoné mi cabeza», dejé ir todo esfuerzo, lucha y resistencia y me dejé envolver por el silencio y el vacío. Al cabo de un tiempo —cuya duración no sé precisar—, mis ruidosos pensamientos se convirtieron en lejanos ecos y empecé a experimentar una profunda calma. Fue entonces cuando sentí como si de repente se me abriera el alma y comprendiera en un instante que no estaba solo, sino que la Vida estaba conmigo y que no me iba a abandonar. En esos momentos también sentí como si alguien o algo me hubiera quitado un enorme peso que yo llevara encima. Esta sensación que yo sentía probablemente era debida a una contractura muscular, consecuencia de la gran tensión emocional que estaba soportando. Al dar paso aquella contractura a una gran relajación tuve la sensación como si mi cuerpo fuera mucho más ligero. Por otro lado, la duda que me agobiaba acerca de la conveniencia de dar aquel salto al vacío se transformó en una confianza absoluta en el triunfo. La ansiedad dio paso a una gran serenidad y la angustia se tornó en entusiasmo y en alegría interior. Jamás antes había experimentado una sensación igual, ni jamás antes había vivido algo que tuviera semejante poder transformador en mi estado de ánimo.

Por eso la gratitud que siento hacia la Vida está presente en cada uno de mis días.

Tan sencillo y tan difícil a la vez. Sencillo porque no es un luchar contra viento y marea, sino que es un dejarse guiar. Difícil porque va en contra de la tendencia a pensar que somos nosotros los que vemos todo lo que hay que ver y que todo o casi todo lo que se alcanza en la vida depende exclusivamente de nuestras propias fuerzas.

A la mente condicionada que es la que nos da el sentido de identidad y que es la que rellena lo que va detrás de la expresión «yo soy...» y también del «yo no soy...», no le es posible admitir que somos más, mucho más de lo que ella conoce y de lo que ella es capaz de mostrarnos. ¡Qué gran error pensar que solo se puede conocer a través del intelecto y no considerar que el corazón tiene también algo que decir acerca de esta cuestión! ¡Qué lejos estamos de considerar que en ese recogernos en el silencio de la contemplación podemos conectar con una dimensión que puede hacer que la carpa comience su transformación en dragón! ¡Qué importante en este mundo de prisas y de ruido mental saberse recoger para dejarse envolver! Y qué hermosas las palabras de Federico García Lorca hablando de la dimensión profunda del silencio:

> Oyc, hijo mío, el silencio.
> Es un silencio ondulado,
> un silencio,
> donde resbalan valles y ecos
> y que inclina todas las frentes
> hacia el suelo.

Creo que necesitamos educarnos en la humildad, en ese reconocer que no comprendemos y que estamos abiertos a que se nos enseñe. Educarse en la humildad es abrirse al misterio, a aquello que los intelectos no pueden alcanzar, de la misma manera que el intelecto de un chimpancé no puede por más que se esfuerce, comprender la teoría de la relatividad. Creo que esta humildad hay que tenerla especialmente presente en momentos de fracaso, frustración e injusticia.

Michael Jordan, probablemente el mejor jugador de baloncesto de la historia, expresa de manera clara y rotunda cómo ha sido su relación con el fracaso: «He fallado más de nueve mil tiros a canasta en mi carrera profesional y, además, he perdido trescientos partidos. Por si esto fuera poco, en veintiséis ocasiones se confió en mí el tiro a canasta que iba a decidir un partido y lo fallé. He fracasado una y otra vez a lo largo de mi vida. Sin embargo, sigo saliendo a la cancha y por eso he triunfado».

Los seres humanos combinamos por una parte una gran fragilidad que nos invita a ser humildes para poder así aprender y mejorar y, por otra, una excepcional grandeza que nos invita a ser agradecidos. Cuando hablo de grandeza no me refiero a arrogancia, prepotencia o vanidad, sino de algo muy diferente, de la grandeza de nuestro origen, de nuestro linaje, de nuestro Ser. Por eso solo quien ha visto la grandeza en sí puede verla en todos los demás y no deja que el granito tape la visión del rubí. De ese rubí que todo ser humano contiene en su interior.

Rumi, el gran místico sufí, lo expresaba con gran belleza:

> Eres un rubí dentro de un bloque de granito. Naciste de un rayo de la majestad de Dios
> y tienes las bendiciones de una buena estrella.
> ¿Por qué sufrir a mano de cosas inexistentes?
> Ven, vuelve a la raíz de la raíz de tu Ser.
> Eres un rubí dentro de un bloque de granito.

¿Cuánto tiempo seguirás pretendiendo que no es cierto?
Podemos verlo en tus ojos.
Ven, vuelve a la raíz de la raíz de tu Ser.

Para liberar ese rubí que está encerrado en el granito hemos de aprender a mantener la claridad mental, la serenidad y la confianza en medio de esos fracasos, frustraciones e injusticias que aparezcan a lo largo de la vida.

Los estudios de los científicos Yerkes y Dodson de la Universidad de Harvard (figura 7), demostraron que cuando el nivel de presión que una persona está experimentando es muy grande y no sabe cómo gestionarla, cae inmediatamente su claridad mental y su capacidad para comprender, aprender y mantenerse atento. Por eso baja tanto la eficiencia a la hora de tomar decisiones y obtener resultados satisfactorios.

CURVA DE YERKES-DODSON

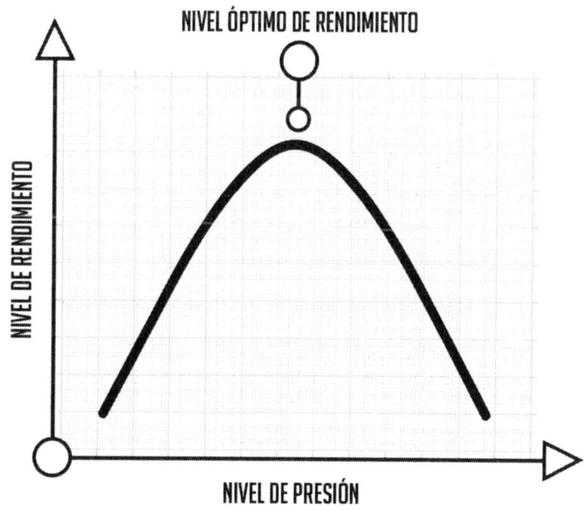

Figura 7

Sabemos que cuando ante una situación de crisis nos mantenemos anclados firmemente en el presente sin dejar que el pensamiento nos arrastre hacia el pasado con sus lamentaciones o hacia el futuro con sus preocupaciones, baja inmediatamente el nivel de estrés y ganamos en claridad mental, eficiencia y serenidad. Recordemos en este sentido lo que Jesús nos decía:

> Mirad las aves del cielo, que no siembran, ni siegan, ni recogen en graneros; y vuestro Padre celestial las alimenta. ¿No valéis vosotros mucho más que ellas?
>
> ¿Y quién de vosotros podrá, por mucho que se afane, añadir a su estatura un codo?
>
> Y por el vestido, ¿por qué os afanáis? Considerad los lirios del campo, cómo crecen: no trabajan ni hilan; pero os digo, que ni aun Salomón en toda su gloria se vistió así como uno de ellos.

Creo que este mensaje invita a reflexionar por igual a religiosos que a ateos, a personas que creen que hay una dimensión espiritual en la existencia y a las que piensan que tan solo hay una dimensión material en la misma.

Cada uno tiene sus razones y motivos para pensar como lo hace y no creo que tengamos que convencernos unos a otros de lo contrario. El peligro solo radica en si la forma de pensar, sea la que sea, se vuelve rígida y dogmática.

Lo que estamos considerando es si hay algo fundamental que no vemos y que se está manifestando en la manera de relacionarnos con el fracaso, la frustración y la injusticia. Creo que es aquí y no en otro lugar donde está el quid de la cuestión y donde podemos poner de manifiesto las manipulaciones de la mente dualista que nos hace considerar como enemigo a cualquiera que nos invite a reflexionar sobre esto, bien lo haga de palabra o por escrito.

Mientras estemos llenos de apegos y aversiones, y consideremos que solo nosotros conocemos qué es lo bueno y verdadero y aquello que nos conviene, no podremos mirar a nuestros fracasos, frustraciones e injusticias de una forma nueva. ¡Cuánto ganaríamos si no nos tomáramos las cosas de forma tan personal y si nos librásemos de la imperiosa necesidad de tener razón, de ganar, de sentirnos superiores y de identificarnos con nuestros logros o nuestra fama! ¡De qué manera tan diferente veríamos entonces los fracasos y las injusticias!

Es curioso que aquello que tenemos tan cerca lo veamos tan lejano y complejo. Cuando caigamos en la cuenta de todo el sufrimiento que la mente dualista es capaz de generar siempre que nos tomamos las provocaciones, los fracasos o las injusticias de forma tan personal, entonces haremos algo significativo para cambiar. Cuando tomemos conciencia de que no pasa nada verdaderamente relevante si no somos nosotros los que más destacamos en una reunión, los más instruidos o los más divertidos, entonces estaremos más cerca de esa transformación de carpa en dragón.

Si el dragón actúa de una forma distinta a como lo hace la carpa, no es porque sea mejor que ella, sino porque ve las cosas de una manera distinta. Cuando nuestra mirada logra anchura, alcance y profundidad, vemos lo que antes no veíamos y por eso podemos actuar de acuerdo a la nueva realidad, una realidad mucho más amplia que la que antes éramos capaces de contemplar.

Yo sé que esta reflexión puede darnos vértigo y una sensación de enorme inseguridad. Es como si se desvaneciera todo aquello que hemos considerado como un «suelo sólido», aquello que nos aportan el control, el estatus y la pertenencia. No obstante, en esta época tan apasionante en la que vivimos y en las que muchas de las seguridades del pasado se han desvanecido y nos encontramos en este nuevo mundo tan incierto, volátil, ambiguo y complejo, tal vez haya llegado el momento de mirar en otra dirección para encontrar, como decía Alan Watts, «la sabiduría en la inseguridad». Abrirse al asombro y a la sorpresa es también abrirse a la Vida.

Muchos de los grandes científicos y profesionales que el mundo ha conocido nos mostraron que cuando se relacionaron con fracasos, frustraciones e injusticias —no desde el rechazo, la amargura o la violencia, sino desde la curiosidad, la observación y la compasión—, encontraron un camino para crecer y desde este crecimiento contribuir a mejorar el mundo.

Decía Marie Curie, ganadora del Premio Nobel de Física en 1903 y del de Química en 1911: «La vida no es fácil para ninguno de nosotros. Pero... ¡qué importa! Hay que perseverar y, sobre todo, tener confianza en uno mismo. Hay que sentirse dotado para realizar alguna cosa y esa cosa hay que alcanzarla, cueste lo que cueste».

Curiosa paradoja esta de darse cuenta que el camino del fracaso y el camino del triunfo son el mismo, aunque recorridos de una forma muy distinta.

Muchas personas no pueden actuar de una manera diferente a como lo hacen, sencillamente porque su mente está condicionada para que actúen de ese modo y no de otro. Estamos condicionados por todos los mensajes que hemos recibido y por todas aquellas experiencias que hemos vivido.

A veces nos esforzamos por ser de otra manera —más buenos, más generosos, menos egoístas, menos violentos— y, sin embargo, vemos que tras mucha lucha poco ha cambiado. Es sumamente difícil entender este juego de la mente condicionada para reforzarse así misma. Entiendo que solo muriendo a esta forma de ser puede surgir algo nuevo. Solo despertando del sueño podemos comprender que aquello que vivíamos como algo tan real era tan solo una pesadilla.

Creo profundamente en la libertad del ser humano, pero no creo que esta libertad pueda ejercerse plenamente hasta que uno no caiga en la cuenta de su propia ceguera y de cómo somos marionetas movidas por el ego y su necesidad de tener siempre la razón en su forma de ver la vida.

Hasta que no caigamos en la cuenta de que nosotros no tenemos ego, sino que somos ego; hasta que no comprendamos con hondura que no tenemos envidia o violencia, sino que somos la envidia y la violencia personalizadas, no será fácil que la anhelada transformación de carpa en dragón pueda tener lugar.

Esto no es fácil de reconocer y por eso preferimos mirar a otro lado donde tal vez duela menos y, por tanto, sea menos incómodo mirar. Solo cuando uno se contempla con los ojos de la compasión y reconoce en su envidia y en su violencia no la huella de la maldad, sino la de la ignorancia, puede despertar y descubrir quién es en realidad.

La falsa identidad, la piedra de granito, la mente dualista y condicionada que pretende definir la realidad, se desvanece en presencia de la luz que sale de nuestro Ser, de nuestra Conciencia, de esa capacidad de darnos cuenta, de eso que constituye nuestra verdadera identidad.

Desde esta nueva forma de Ser y de estar en el mundo ya no se pelea por posesiones, estatus o relevancia en el grupo. Ahora el movimiento le lleva a uno hacia el crecimiento y la contribución. Por eso, la firmeza en la corrección de ciertas conductas, a diferencia de la dureza en el trato a las personas, sí genera transformación. Por eso también el perdón, a diferencia de la venganza, genera transformación y por eso la aceptación y no la resignación o la resistencia, también tienen un poder transformador.

Este es un punto en el que quiero hacer especial énfasis para que no caigamos en algo que se conoce como «buenismo» y que hace referencia a una forma de ser que todo lo comprende y que todo lo tolera. No hablo en absoluto de esto, porque esta falta de límites y fronteras en la actuación de los seres humanos puede tener consecuencias muy graves.

En el Trinity College de Dublín y junto a su maravillosa biblioteca se puede leer algo que dijo Edmund Burke en el siglo XVIII: «La única cosa que es necesaria para que el mal triunfe en el mundo es que los hombres de bien no hagan nada».

Toda acción tiene sus consecuencias y, por tanto, quien hace daño a otros ha de ser consciente de ello. Sin embargo, la violencia que emerge de algunas personas no debe poner nuestros corazones «en pie de guerra», porque entonces la violencia se extenderá y eso nunca servirá para mejorar el mundo. Se puede ser muy firme sin ser violento. De hecho, nunca hay verdadera fuerza en la violencia. Puede que haya poder, pero no autoridad.

El poder se impone; la autoridad se reconoce.

9
La sabiduría del cuerpo

En lugar de ser un lujo, las emociones son una forma muy inteligente de conducir a un organismo hacia ciertos resultados.

António Damásio

Una de las cosas que más llama la atención en la filosofía del *mindfulness* es la manera tan sorprendente y respetuosa en la que se habla del cuerpo. Desde el punto de vista de la mente dualista y condicionada, el cuerpo no es nada más que una maquinaria extraordinariamente compleja que está a sus órdenes. Es como si la cabeza pensara que el cuerpo está para pasearla de un sitio a otro, de aquí para allá. Por eso, la frase «la mente sobre la materia» tiene tanta aceptación, porque está muy alineada con nuestra manera condicionada de pensar.

Para la mente dualista, considerar que el cuerpo es un siervo dispuesto a aceptar su superioridad y a atender todas sus exigencias es algo que le aporta una satisfactoria sensación de dominio, estatus y seguridad. ¡Qué duro resulta el golpe cuando el cuerpo se harta y dice no! Por eso, porque vemos al cuerpo como un objeto, como una máquina, le tratamos muchas veces tan mal y con tan poca consideración.

Esto se nota desde comer y beber en exceso hasta no suministrarle el descanso y el ejercicio físico que tanto necesita. No comemos con el cuerpo, sino con los ojos, con el ansia y con las prisas. No saboreamos, sino que engullimos. Cuando, además, comemos deprisa, ingerimos grandes cantidades de aire que luego hinchan el estómago y el colon y producen todo tipo de molestias.

> Saborear los alimentos favorece la pérdida de peso entre otras razones porque comemos más despacio.

Tampoco le damos al cuerpo el descanso que necesita porque la mente quiere seguir haciendo cosas y por eso irse a dormir se vive muchas veces como una desagradable pérdida de tiempo. Dormir menos de siete horas es nocivo para la salud y para el equilibrio mental, por más que algunos digan que «ya dormiremos bastante cuando nos muramos».

Nuestro cuerpo, que es un cuerpo del paleolítico, también necesita movimiento, necesita ejercicio y cuando no se lo damos, tampoco estamos prestando atención a sus necesidades más esenciales. La mente dualista trata muchas veces al cuerpo como si todavía estuviéramos en la época de la esclavitud.

El *mindfulness* nos enseña que la mente está en estrecha relación con el cuerpo, y por eso nos dice cómo relacionarnos con él de una manera radicalmente diferente a como habitualmente lo hacemos.

El cuerpo ya no es para el practicante de *mindfulness* una maquinaria biológica sumamente sofisticada, sino un ente con una inteligencia muy superior a la que tiene la propia cabeza. Solo una inteligencia así sería capaz de mantener en armonía a los aproximadamente sesenta trillones de células que componen el organismo.

Me gusta distinguir tres estratos o niveles cuando prestamos atención al cuerpo:

— El primero es el de las sensaciones corporales, es decir, aquello que notamos, aquello que apreciamos a través de los sentidos. Podemos notar, por ejemplo, sensaciones de calor o de frío, de tensión o de relajación, de confort o tal vez de dolor, un mayor peso o una mayor ligereza y así, un largo etcétera. A medida que vamos aumentando la capacidad de atención, pueden aparecer otras nuevas sensaciones, de la misma manera que aparecen nuevas cuando uno come en silencio prestando plena atención a lo que está comiendo.

— Al segundo estrato que se puede acceder a través de la práctica del *mindfulness* es el emocional. La importancia de este es enorme, porque como dice el doctor Bessel van der Kolk: «El cuerpo siempre lleva la cuenta». Cualquier incidente que tuvo el suficiente impacto emocional como para condicionar la mente queda registrado en el cuerpo como una sensación. El cuerpo es también nuestro inconsciente y por eso en sus músculos, en sus órganos y estructuras se guarda el recuerdo de experiencias emocionales intensas que hemos tenido a lo largo de la vida. Por eso se recomienda que si durante la práctica del *mindfulness* se empiezan a revivir experiencias asociadas a recuerdos muy dolorosos, se procesen poco a poco, de la misma manera en la que meteríamos poco a poco los dedos del pie en un agua que sospecháramos pudiera estar muy fría, en lugar de zambullirnos de golpe en ella. Para esto suele ser muy efectivo volver a llevar la atención a las sensaciones de la respiración, lo cual genera con rapidez una experiencia de relajación, calma y serenidad.

— El tercer estrato es mucho más sutil y lo es porque hablamos de entrar en contacto con la misma Vida. El organismo está animado por la Vida, esa que hace que los campos florezcan en primavera y que las aves

> vuelen en el cielo. A muchas personas les desconcierta que otra pueda tener experiencias tan profundas prestando simplemente atención a su cuerpo. Olvidan que este está vivo y está por consiguiente animado por la sabiduría de la propia Vida. Hablamos de una sabiduría de otro orden al que pretende tener nuestra mente condicionada, una que no solo no es sabia, sino que, además, está fundamentalmente anclada en el recuerdo de las experiencias pasadas.

Considerar, en el campo de la medicina, la sabiduría del cuerpo como un principio de excepcional importancia ya no resulta para nada esotérico.

Si analizamos, por ejemplo, el funcionamiento del tubo digestivo (figura 8), del que ya dimos unas pinceladas anteriormente, tal vez nos sorprendan los siguientes datos que aportan una visión muy diferente a la clásica de que el tubo digestivo solo sirve para asimilar los alimentos que ingerimos. Veamos algunos de estos:

- — El tubo digestivo tiene quinientos millones de neuronas, es decir, cinco veces más neuronas que la médula espinal. Esto lo convierte en un organismo pensante, aunque esta forma de «pensar» sea tan distinta a eso que nosotros entendamos por pensar. Hablamos, por consiguiente, de la existencia de un verdadero cerebro en el tubo digestivo, de uno que se conecta con el que tenemos dentro del cráneo compuesto por cien mil millones de neuronas y con el que tenemos en el corazón compuesto por cuarenta mil.
- — El 80 por 100 de la función del sistema inmune, de ese sistema que nos protege de las bacterias, los virus y los tumores, depende del tubo digestivo.

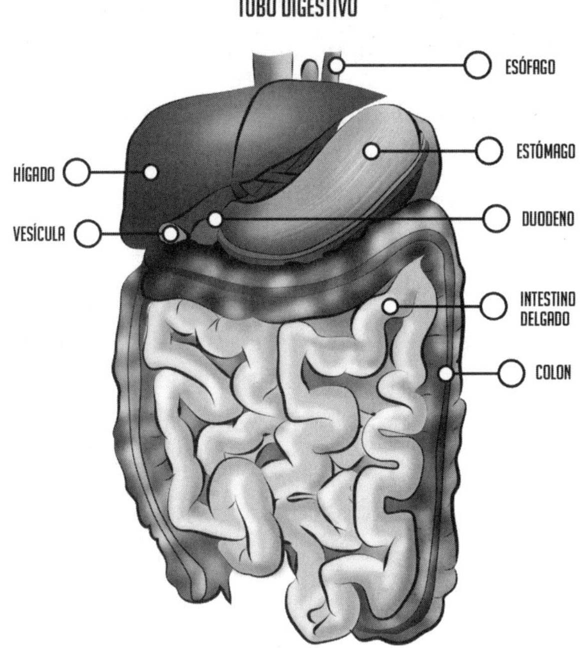

Figura 8

— El 90 por 100 de la producción de serotonina, la hormona y neurotransmisor que más importancia tiene en el estado de ánimo, se genera en el tubo digestivo.
— El *Brain-derived Neurotrophic Factor* (BDNF) y que es esencial para que se formen nuevas conexiones entre las células del cerebro y nuevas neuronas a partir de células madre, se produce en gran cantidad en el tubo digestivo, atraviesa la barrera hematoencefálica, penetra en el tejido cerebral y lleva a cabo su función. Trastornos en el tubo digestivo pueden producir alteraciones importantes en la memoria precisamente por falta de BDNF.
— El cerebro utiliza ampliamente dos neurotransmisores, uno excitatorio, como el glutamato, y otro inhibitorio, como el GABA. El tubo digestivo no solo produce BDNF, sino también glutamato y GABA. Este último

es muy importante, por ejemplo, en la reducción de la ansiedad y en la capacidad de mantener la atención.

Todos tenemos, además, en el tubo digestivo millones de bacterias que en su conjunto se denominan microbioma. Existe un número aproximado de entre diez mil y treinta y cinco mil especies, y un peso aproximado de kilo y medio. Podría considerarse al microbioma como un órgano en sí, dada su extraordinaria importancia en las funciones que realiza.

Entre estas bacterias constitutivas del microbioma las hay patógenas y las hay beneficiosas. A las primeras se las denomina firmicutes y a las segundas bacteroidetes. Estos últimos se clasifican a su vez en lactobacilos y bifidobacterias.

Cuando el equilibrio entre la población de firmicutes y bacteroidetes se rompe, los efectos se notan de muchas formas:

— Pérdida de integridad de la barrera interna o mucosa del intestino. Esta barrera es fundamental para impedir el paso de agentes patógenos a la sangre, lo cual podría poner en marcha un proceso inflamatorio que llegaría a dañar a órganos tan diversos como puede ser el cerebro.
— Dificultad para mantener estables los niveles de glucosa en la sangre. La relación, por ejemplo, que existe entre la enfermedad de Alzheimer y el pobre control de la glucosa hace que algunos investigadores llamen a la enfermedad de Alzheimer, diabetes tipo III, y que algunos científicos estén también relacionando dicha enfermedad con trastornos del tubo digestivo.
— Pérdida del control de los niveles de cortisol en sangre. Las alteraciones del microbioma se asocian con aumentos de los niveles de cortisol, algo que con frecuencia comparten personas con ansiedad, depresión y enfermedad de Alzheimer.

— Alteraciones en la motilidad y secreción digestiva. Esto es importante porque no solo tiene repercusión en la absorción de los nutrientes, sino también en la mayor o menor probabilidad de desarrollar tumores en el intestino grueso o colon.
— Inhibición en la función del sistema inmune que nos protege contra los agentes patógenos.
— Desequilibrio en la producción de neurotransmisores como son la serotonina, el BDNF, el glutamato y el GABA. Por eso alteraciones a este nivel pueden afectar a la cognición y a los sentimientos.

Cuando en situaciones de distrés se activa el sistema nervioso simpático, se produce, por una parte, una alteración en la regulación del microbioma y, por otra, una incoherencia cardiaca. Esto aumenta la permeabilidad intestinal y favorece la entrada por la pared intestinal de bacterias y otros productos tóxicos como el denominado LPS —endotoxina bacteriana combinación de un azúcar y una grasa, que forma parte de la pared bacteriana y que pueden dar lugar a una respuesta inflamatoria generalizada—.

Esta reacción inflamatoria generalizada puede afectar al cerebro y se está empezando a relacionar cada vez más con enfermedades como la demencia, la enfermedad de Alzheimer, la ansiedad, la depresión, el autismo, la patología coronaria, la enfermedad obsesivo-compulsiva, el asma, la psoriasis, la enfermedad de Parkinson o la artritis reumatoide.

Los firmicutes, además, y cuando se produce este desequilibrio en el microbioma, activan genes a través de un mecanismo epigenético. Estos genes activados favorecen la obesidad, la diabetes y la enfermedad cardiovascular.

No es que todo lo que hagan los firmicutes sea malo. De hecho, este tipo de bacterias son importantes en la absorción calórica y de grasas. Cuando el equilibrio de la flora intestinal se mantiene, entonces los bacteroidetes producen ácido butírico que reduce la posibilidad de desarrollar cáncer de colon. Son los bacteroidetes los que protegen la mucosa intestinal para que no aumente su permeabilidad y penetren agentes patógenos al interior del cuerpo. Consiguen gracias a la producción de ácido butírico que haya un pH bajo (ácido), con lo cual, como ya he comentado, hacen más improbable el desarrollo de un cáncer de colon. Los bacteroidetes favorecen también la absorción de nutrientes y de BDNF, glutamato y GABA.

Cuando una persona es víctima de ansiedad, preocupación o de sensaciones de impotencia y desesperanza, que no son sino sentimientos provocados por la mente dualista, se produce una disregulación entre los sistemas simpático y parasimpático, de los que también ya he hablado anteriormente.

El simpático predomina sobre el parasimpático y esto tiene un impacto como hemos visto en el tubo digestivo. Sabemos que la parte del sistema nervioso vegetativo que más influye en el funcionamiento del tubo digestivo, regulando su función, es el parasimpático. Cuando este sistema funciona a un ritmo insuficiente, la consecuencia es que la motilidad del tubo digestivo se ve reducida y la absorción de los alimentos es inadecuada. Este desequilibrio afecta, además, y como ya hemos visto ampliamente, al sistema inmune, a la producción de serotonina y a la de BDNF, entre otros elementos. Todo, absolutamente todo, está conectado aunque nosotros seamos incapaces de entender esto desde la visión tan limitada que nos ofrece la mente condicionada.

Hay una estructura en el cerebro especialmente dedicada a entender los mensajes que nos envía el cuerpo. Es una estructura que lleva a cabo una función muy compleja y que es capaz de transformar los incomprensibles mensajes que nos envía el cuerpo en una serie de curiosas sensaciones a las que denominamos en su conjunto intuición. Esta estructura situada en las profundidades del cerebro tiene forma de isla y se llama ínsula de Reil (figura 9, véase página siguiente).

Se ha visto que en el ejercicio de *mindfulness* denominado escáner corporal —*body scan*—, con el que se entra en estrecho contacto con el cuerpo, esta estructura se activa intensamente y llega a aumentar su grosor. Realmente la ínsula puede ser considerada nuestro sexto sentido. Por eso siempre hay que prestar atención a la intuición, a esos mensajes que nos invitan a pararnos y a reconsiderar algo. La expresión anglosajona *I feel it in the guts* —que se traduciría por «lo siento en las tripas»— no tiene un valor simplemente metafórico, sino que tiene, además, un valor literal.

La sabiduría del cuerpo conoce cosas que la razón desconoce, y hace lo que puede para que prestemos atención a sus mensajes. Si realmente desarrolláramos esa competencia de saber conectar con el cuerpo para escuchar lo que nos está diciendo, entenderíamos muchas de nuestras reacciones, reacciones que tienen su origen en experiencias vividas y que han dejado su huella en nuestro cuerpo.

Otras de las prácticas extraordinariamente importantes en el *mindfulness* son el caminar con atención plena —o *mindful walking*— y el yoga.

En el *mindful walking* se camina lentamente prestando plena atención a las sensaciones del cuerpo en movimiento. Entrenamos la atención para que esté plenamente presente a lo largo de un desplazamiento en el que, aunque nos movemos siguiendo una determinada intención, en realidad no queremos llegar a ningún sitio. No es un caminar para llegar, sino para sentir las sensaciones al caminar.

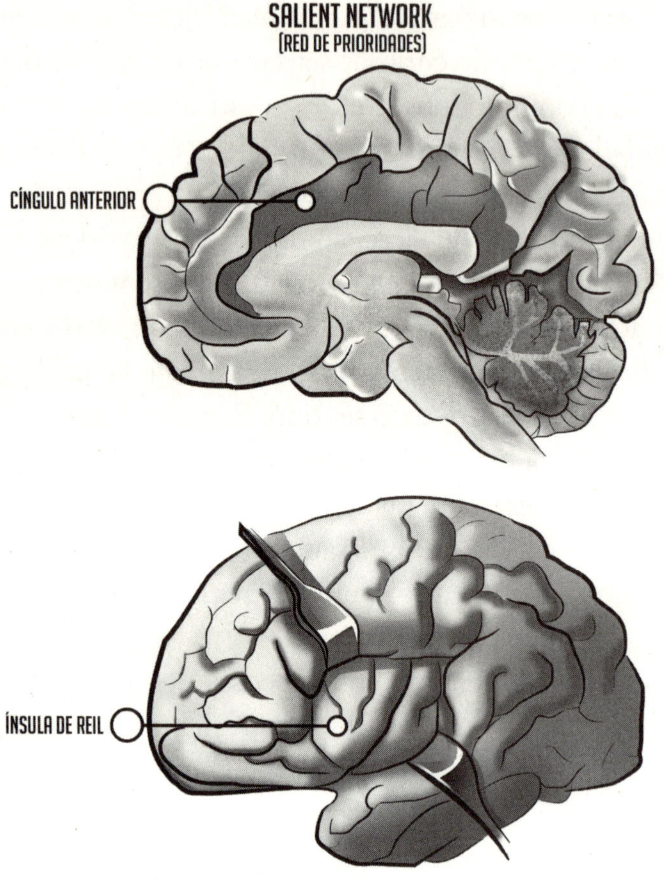

Figura 9

De la misma manera que en el *mindful walking,* en la práctica del yoga se presta atención al cuerpo en movimiento cuando se realizan las distintas asanas o posturas. De lo que se trata es de entrar en contacto más íntimo con el cuerpo, viéndolo como un centro de sabiduría y no como una maquinaria altamente sofisticada. Por eso nos resulta muchas veces tan incomprensible que personas que practican disciplinas como el yoga o el qi gong puedan reportar efectos tan beneficiosos en su salud, en su elasticidad, en su nivel de energía y en su estado de ánimo. Muchas personas no dan crédito a tales cosas porque nadie lo daría si viera al organismo humano como algo mecánico y no como un ente vivo.

> Es en el cuerpo y no en el pensamiento donde habita la Vida.

Prestar atención al presente es volver a nuestros sentidos en lugar de dejarnos arrastrar por la mente condicionada y su tendencia a llevarnos a lamentarnos por el pasado o a preocuparnos por el futuro.

10
El sorprendente impacto del *mindfulness* en la estructura y la función del cerebro

La mente intuitiva es un regalo sagrado
y la mente racional es un fiel sirviente.
Hemos creado una sociedad que honra al sirviente
y se olvida del regalo.

Albert Einstein

No cabe duda de que disponer de las tecnologías de neuroimagen que nos permiten ver qué es lo que está ocurriendo en nuestros cerebros durante la práctica del *mindfulness* es uno de los factores que más ha contribuido a la enorme expansión de esta práctica contemplativa.

La conocida frase «ver para creer» se ha hecho muy evidente precisamente en el campo que estamos explorando. Unas prácticas milenarias han ganado credibilidad en Occidente, sencillamente porque la ciencia las ha validado.

Entre las tecnologías que más se han utilizado durante la investigación de las prácticas contemplativas hay que destacar por encima de todas la resonancia funcional magnética. Esta tecnología mide las diferencias que están teniendo lugar en el campo magnético de las distintas áreas del cerebro humano.

Las neuronas consumen grandes cantidades de oxígeno y glucosa para poder llevar a cabo su complejísima función. La glucosa viaja por el plasma de la sangre y el oxígeno lo hace en el interior de los glóbulos rojos unidos a una molécula muy especial que es la hemoglobina. Esta consta de cuatro subunidades, contiene un átomo de hierro y tiene un característico color rojo.

Cuando los glóbulos rojos circulan por los vasos sanguíneos cerebrales, el oxígeno pasa a las neuronas. No hay ninguna neurona que esté a más de cincuenta milímetros de un capilar sanguíneo.

El campo magnético que emite una molécula de hemoglobina unida al oxígeno es diferente al campo magnético que emite esa misma molécula cuando ya no está unida al oxígeno. Esta diferencia en el campo magnético es primero captada por la máquina de resonancia funcional magnética y después, representada en forma de colores para su mejor interpretación.

Cuando las neuronas están trabajando con mayor intensidad, entonces la extracción de oxígeno de la molécula de hemoglobina también se incrementa, y esto queda registrado como una alteración en el campo magnético en el área en la que se encuentran esas neuronas.

Gracias a este conocimiento se pueden rastrear las áreas del cerebro que están más activas durante ciertas prácticas y que, lógicamente, son las que al consumir mayor cantidad de oxígeno manifiestan de forma más clara variaciones en el campo magnético.

Al aplicar la tecnología de resonancia funcional magnética a personas que estaban practicando diversas formas de meditación, se han podido descubrir cambios fascinantes que estaban teniendo lugar en distintas áreas y circuitos de sus cerebros. Si todo esto se combina, además, con la utilización en diferentes momentos, pero también durante la práctica meditativa, de otra tecnología llamada electroencefalograma —permite observar el ritmo eléctrico del cerebro durante el estado meditativo—, se puede tener una idea aproximada de lo que está sucediendo en el cerebro humano durante la práctica del *mindfulness*.

Obviamente, para estos estudios hacen falta conejillos de Indias, y, aunque no son estudios peligrosos porque no se utiliza en ellos radiación, sí son sumamente pesados.

Además del desplazamiento a los centros de investigación hay que dejarse llenar la cabeza de cables, caso del electroencefalograma (EEG), o introducirse dentro de la cámara de resonancia funcional magnética y mantenerse tumbado y muy quieto durante periodos de tiempo muy largos que pueden llegar hasta las dos horas. Hace falta gran generosidad para ofrecerse a participar en estos estudios, sobre todo en sus fases iniciales, en las que todavía no existen muchas referencias acerca de lo que se puede llegar a descubrir o de si tales estudios finalmente habrán valido o no la pena.

Entre esas personas tan generosas en su ayuda a la ciencia, puedo citar a distintos monjes budistas y sobre todo a Matthieu Ricard, doctor en Biología por el Instituto Pasteur de París y discípulo de Jacques Monod, Premio Nobel de Medicina en 1965.

Matthieu, siendo joven, se fue a Nepal y lleva cuarenta años de abad en uno de sus monasterios. Él es también el traductor al francés del XIV Dalái lama. Además de a los monjes budistas, hemos de mostrar, sin duda, un profundo agradecimiento a una comunidad de monjas franciscanas de Filadelfia, en Pensilvania, que también se prestaron a formar parte de dichos experimentos. Ya son muchas las personas que han participado en este tipo de experiencias científicas y que proceden de entornos completamente laicos.

Vamos a explorar a continuación las investigaciones que han llevado a cabo algunos de los principales expertos en neurociencia contemplativa para averiguar qué repercusiones tiene en el cerebro la práctica meditativa.

El doctor Judson Brewer, director del Centro de Investigación del Mindfulness adscrito a la Universidad de Massachusetts, lleva años trabajando en la aplicación del *mindfulness* en cualquier clase de adicciones con resultados más que sobresalientes. Sus estudios se han enfocado especialmente en la denominada red neuronal por defecto —o DMN, *Default Mode Network*— (figura 10). Esta red, que incluye distintas áreas cerebrales, nos demuestra que el cerebro humano jamás descansa.

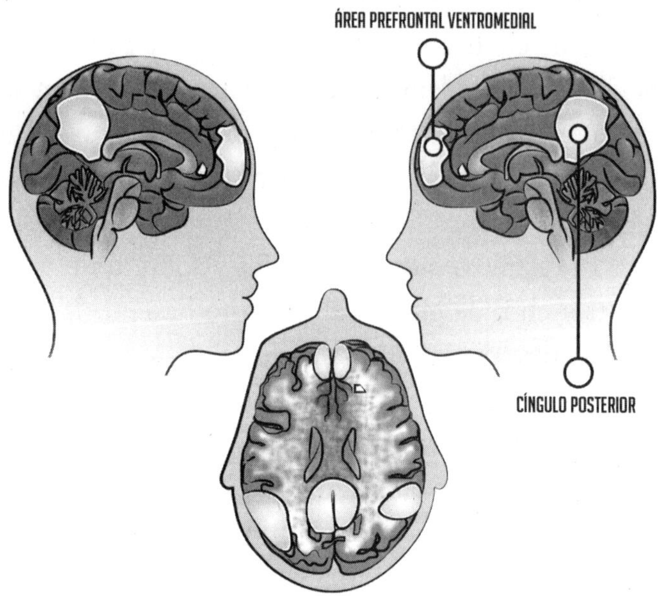

Figura 10

Todos tenemos la experiencia de ir conduciendo en lo que podríamos llamar «piloto automático». Es como si condujéramos sin necesidad de estar especialmente atentos. Es un momento en el que la mente puede divagar de aquí para allá, proyectando todo tipo de pensamientos, imágenes y recuerdos. Solemos ser más conscientes de este estado mental cuando estamos llevando a cabo una actividad monótona y repetitiva, como puede ser el conducir por una carretera por la que ya hemos transitado muchas veces.

Este estado está asociado, y esto es muy importante saberlo, con una reducción en el nivel de alerta, de vigilancia y de rapidez en la reacción. La mente se encuentra tan perdida en sus propios pensamientos que está muy poco atenta a lo que está ocurriendo a su alrededor. Este estado de «mente errante», aunque algunos estudios sostienen que podría favorecer la asociación de ideas, en general se ha asociado con un peor rendimiento en el deporte, en los estudios, en la realización de test y en cualquier otra tarea que realicemos.

Dicho estado favorecería la posibilidad de tener, por ejemplo, un accidente de circulación. Lo paradójico de esta situación es que por una parte existe una gran hiperactividad cognitiva en lo que se refiere al pensamiento, la memoria y la imaginación y, sin embargo, hay una gran reducción en la actividad cognitiva en todo lo que se refiere a la captación de las señales que nos llegan del cuerpo y del exterior.

Esta red neuronal por defecto se encuentra formada por distintas estructuras cerebrales que se conectan entre sí. Si bien son varios los centros neuronales que componen este sorprendente circuito y que están situados en los lóbulos frontal, parietal y temporal, son dos de dichos centros, la corteza ventromedial y el cíngulo posterior (véase figura 10), los que tienen mayor relevancia. La corteza ventromedial tiene gran importancia en el procesamiento de las emociones y el cíngulo posterior en el sentido del yo y en lo que se conoce como memoria autobiográfica. Por eso el funcionamiento de la «mente errante» tiene un enorme impacto en nuestro estado de ánimo.

Utilizando tanto técnicas de electroencefalografía (EEG) como de resonancia funcional magnética, Brewer ha observado que ambas áreas pertenecientes a la red neuronal por defecto están especialmente activas. Lo interesante es que este DMN parece ser, además, esencial en el mantenimiento de nuestro sentido de identidad, de nuestro sentido del «yo». Esto implicaría que la actividad de la red neuronal por defecto sería clave en el mantenimiento de nuestra mente egoica, dualista y condicionada. Durante la práctica del *mindfulness,* el DMN empieza a desactivarse y esto coincide con una percepción muy diferente de las cosas.

Este hallazgo tiene mucho sentido porque la activación de la red neuronal por defecto genera interferencias en los circuitos que mantienen la atención, ya que dicha red estaría en el origen de nuestro «ruido mental».

De alguna manera, la práctica del *mindfulness,* al desactivar el DMN, nos permitiría «escapar» de esa prisión que nos impone la mente dualista y que nos hace vernos de una manera tan rígida y limitada. Por eso, una vez liberados de esta visión tan «miope» de la realidad, se pondría en marcha de forma natural un proceso de redescubrimiento y de conexión con todo lo existente. Esto tiene gran relevancia ya que el origen de la angustia y del miedo proceden, precisamente, de vernos separados de un mundo frente al que nos sentimos inseguros, solos y perdidos. Además, el circuito DMN parece tener una clara relación con la infelicidad que muchas veces experimentamos.

Al no estar la mente enfocada en el aquí y en el ahora, sino como suele decirse coloquialmente «dando vueltas por los cerros de Úbeda», no solo perdemos mucha información de lo que está ocurriendo en el presente, sino que, además, quedamos atrapados en eventos que ocurrieron en el pasado o que pueden ocurrir en el futuro, y que suelen asociarse con sentimientos de culpa o con estados de ansiedad.

La capacidad que tiene la mente para aprender de la experiencia pasada y para planear los pasos futuros es algo de extraordinario valor. Sin embargo, si no se entrena dicha mente el precio que hay que pagar es demasiado alto.

En resumen, el DMN es un circuito neuronal que está activo cuando una persona está despierta, pero sin que su mente esté enfocada, sino divagando. Es el circuito responsable de esa especie de voz interior que cuesta tanto que se calle y que produce el fenómeno conocido como rumiación, es decir, el darle vueltas y vueltas a lo mismo. Por eso, el exceso de actividad de este circuito se asocia a cuadros de ansiedad, depresión y estrés postraumático.

Cuando se reduce la actividad del DMN se activan con mayor intensidad dos áreas cerebrales. Una de ellas es el cíngulo anterior y la otra es la corteza prefrontal dorsolateral (figura 11, véase página siguiente). Ambas son los centros más importantes del denominado CEN —*Central Executive Network*— o red ejecutiva central. El CEN tiene una extraordinaria relevancia en varias funciones:

— Inhibición y control de hábitos, tendencias e impulsos nocivos.
— Realización de nuevos comportamientos.
— Control de la atención.
— Memoria de trabajo.
— Flexibilidad mental para elegir nuevas alternativas.
— Resolución de problemas.

El correcto funcionamiento del CEN es esencial para inhibir reacciones estereotipadas que no añaden ningún valor a nuestra vida y que, sin embargo, se han ido afianzando a lo largo de los años. Además, cuando potenciamos este circuito,

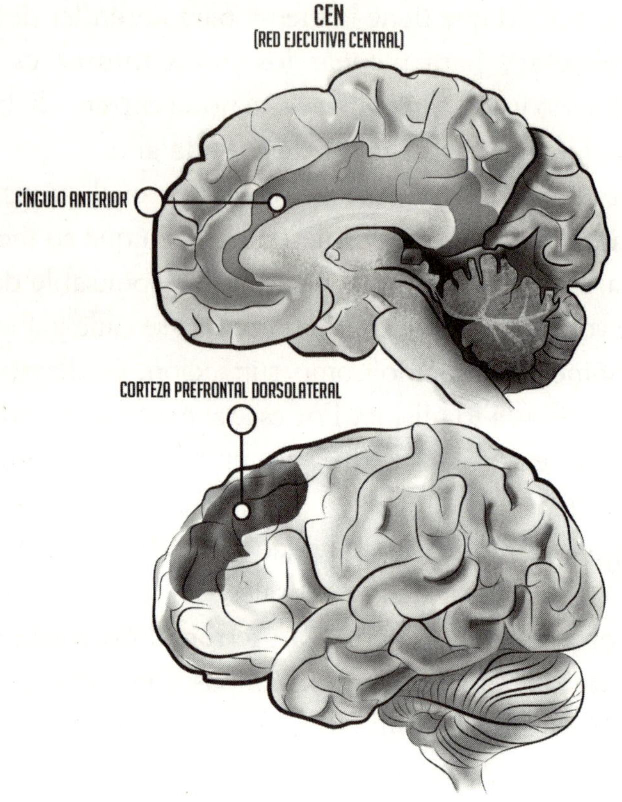

Figura 11

es mucho más difícil que nuestra atención quede atrapada por pensamientos que nos arrastran al pasado o que nos lanzan al futuro. El control de la atención y la memoria de trabajo nos permiten estar plenamente atentos a lo que está ocurriendo en el presente. Esto nos ayuda a captar más información para así poder tomar mejores decisiones.

La resonancia funcional magnética ha demostrado que la práctica del *mindfulness* aumenta el grosor de las dos áreas cerebrales pertenecientes al circuito CEN. Por eso, ante una experiencia dolorosa, por ejemplo, en lugar de escaparnos, resistirnos o bloquearnos nos mantenemos firmes en el presente sin renunciar a la experiencia del aquí y el ahora, y así estamos transformando la arquitectura del cerebro. Es esta nueva arquitectura cerebral la que nos va haciendo más resistentes ante las situaciones más complejas de la vida.

Por todo lo expuesto, la potenciación del CEN no solo es algo de extraordinaria utilidad para cualquier persona que no quiera ser tantas veces víctima del influjo nocivo que tienen en el comportamiento ciertos condicionamientos mentales. La potenciación de este circuito es también de interés en aquellos niños y adultos diagnosticados de síndrome de déficit de atención y en los que aumentar su capacidad para estabilizar la atención y eliminar distracciones tiene un extraordinario valor.

Todos tenemos experiencia de cómo mejoran nuestro rendimiento y nuestra capacidad de aprendizaje cuando estamos plenamente enfocados en una tarea, en lugar de ser víctimas de una serie de distracciones internas o ambientales. Recordemos que hay pensamientos que nos generan sensaciones agradables y que hay otros que tienen el efecto contrario.

> El verdadero equilibrio y la felicidad se encuentran en un espacio quc está fuera del pensamiento.

Por eso, la forma de pensar puede darnos satisfacción o insatisfacción, pero no algo de una cualidad por completo diferente y que es la felicidad. Incluso cuando intentamos escapar con la imaginación a un «lugar más agradable» para evitar así tener que hacer frente a algo duro, doloroso o difícil que nos está ocurriendo en el presente, lejos de tomar la opción mejor, estamos tomando una que solo lo parece.

Imaginemos la cantidad de ocasiones en los que podemos conectar con esta nueva realidad y aprender a estar más en contacto con lo que está ocurriendo en el presente: atascos de tráfico, conflictos interpersonales, obstáculos, dificultades, errores, desilusiones, decepciones...

Incluso en los momentos cotidianos que no son ni placenteros ni incómodos, sino que tienen más bien un carácter neutro, estar presentes con una mente de principiante es explorarlos como si fuera la primera vez que se entra en relación con ellos. No solo este es un magnífico entrenamiento en *mindfulness,* sino que, además, convierte algo que podía ser emocionalmente indiferente o aburrido en algo que tiene para nosotros un renovado y sorprendente interés.

Para la mente condicionada esto no tiene ningún sentido, porque considera que una vez que se le ha puesto una etiqueta a algo, que ya se le ha nombrado, ya se lo conoce. Todos sabemos que esto no es así y que hay muchas cosas interesantes que escapan a nuestra observación, hasta en el más sencillo de los objetos.

Cuando cerramos los ojos durante la práctica del *mindfulness* nos damos verdaderamente cuenta del nivel de distracción con el que vivimos la vida y lo desafiante que resulta estabilizar la atención en la observación de algo tan cotidiano como puede ser la respiración. Enseguida notamos cómo multitud de pensamientos nos arrastran de un lado para otro Por eso la Vida se nos escapa entre los dedos sin apreciar su grandeza. Decía Albert Einstein que en la vida o nada es un milagro o todo es un milagro.

Tal vez sea la capacidad para estar plenamente presente hasta en los momentos más corrientes de nuestra vida la que nos lleve a decir, como comentaba mi querida y admirada amiga María de Villota, que la Vida es un regalo.

Este autoconocimiento cada vez mayor y que es fruto de observar el «yo» que dice «yo soy...», permite escapar de esa identidad, de ese «yo» pequeño impuesto por la mente dualista. Este conocimiento y esa comprensión también nos ayudan a poder gestionar las emociones de una forma completamente diferente. Es de esta manera como poco a poco vamos ganando maestría y dejamos de ser unas marionetas de los impulsos de nuestros apegos y aversiones.

La persona que es soberana de sí misma no queda atrapada en sentimientos de culpa, vergüenza, ansiedad, resentimiento, frustración, impotencia o desesperanza. Recordemos que la clave no es no tener este tipo de sentimientos, sino el no quedar atrapados en ellos.

A todos nos puede pasar que en determinados momentos y ante ciertas provocaciones, injusticias o fracasos se activen ciertos sentimientos. Lo importante es que no nos lo tomemos como algo personal. No hay que permitir que nuestro «yo» pequeño y limitado se apropie de estos sentimientos. El gusto del «yo» por la rumiación de cualquier cosa incómoda que haya sucedido hace que, cuanto más tiempo permanezcamos atrapados en dicha rumiación —se denomina periodo refractario—, más difícil sea salir de ella y más se vea dañada la salud, la claridad mental y las relaciones personales.

> El *mindfulness* nos ayuda a que el periodo refractario dure mucho menos y podamos recuperar rápidamente el equilibrio perdido.

¡Qué diferencia supone que el periodo refractario en lugar de durar tal vez doce horas dure tan solo unos segundos! A través del *mindfulness* nos entrenamos para que esto sea posible. Por eso su práctica se asocia con una reducción de la actividad de la amígdala, lo que hace que nuestro «detector de peligro» se active con menos frecuencia, con menos intensidad y durante menos tiempo.

Es importante ser más conscientes de que nunca nos enfadamos por las razones que pensamos, y que es la mente condicionada la que hace que interpretemos y valoremos las cosas como lo hacemos. Por eso al actuar el *mindfulness* a un nivel tan profundo e irnos liberando poco a poco del dominio que la mente dualista ejerce en nosotros, se está actuando sobre la raíz de nuestra reactividad, de nuestro egoísmo y de nuestra violencia.

Recordemos que durante el entrenamiento en *mindfulness* y ante la presencia de sentimientos desagradables como pueden ser la ira, el resentimiento, la frustración, la envidia, la ansiedad, el miedo, la angustia, la sensación de impotencia o la desesperanza, los pasos a seguir son los siguientes:

— Reconocer lo que está ocurriendo en nuestro sentir, en nuestro pensar y en nuestra fisiología.
— Evitar el resistirnos a experimentar dichos sentimientos y reacciones corporales, aunque sintamos intensamente el impulso a hacerlo.
— Mantenernos en el presente sin huir a otros espacios mentales como pueden ser una experiencia agradable en el pasado o un momento de esperanza en el futuro.
— Prestar atención a las sensaciones del cuerpo sin necesidad de nombrarlas, si bien hay personas que dicen que es mejor hacerlo («Esto es miedo, esto es ira, esto es angustia»...). En esos momentos de especial desafío hay que mantener el espíritu curioso en lugar de enjuiciar lo que nos ocurre como bueno o malo, deseable o indeseable, agradable o desagradable.
— Anclarse sobre todo en las sensaciones de la respiración sin intentar modificarlas. Lo único que buscamos es observarlas sin juzgarlas.

— Mantener la intención de mantenernos firmes en el aquí y en el ahora con actitud curiosa e interesada.
— Permitir que la sabiduría, la creatividad y la compasión que emanan de nuestra verdadera identidad nos iluminen para que comprendamos lo que está ocurriendo con mucha más profundidad, alcance y perspectiva de lo que hasta ahora lo estábamos haciendo. Cuando lo logremos, veremos con especial claridad aquello que hemos de hacer y, actuaremos con sabiduría, creatividad, serenidad, confianza y compasión.

Cuando somos capaces de observar las cosas con una perspectiva más amplia, descubrimos que no hay nada exterior que pueda desequilibrarnos si no hay algo interior que lo favorezca. Esto me recuerda a las palabras de Eleanor Roosevelt que decía que nadie podía hacerte sentirte inferior sin tu consentimiento.

Otro de los investigadores que ha tenido una extraordinaria relevancia en los estudios de neurociencia contemplativa es el doctor Richard Davidson, catedrático de Psicología y Psiquiatría de la Universidad de Wisconsin-Madison y director del Centro Weisman de Neurociencias. Este neurocientífico fundó en el año 2009 el Centro para Investigar las Mentes Saludables.

Los estudios de Davidson se han centrado sobre todo en la observación de lo que pasa en el cerebro en el entrenamiento de la denominada metta o *loving kindness meditation,* que he mencionado anteriormente. Matthieu Ricard, gran amigo de Davidson, ha sido la persona que más ha contribuido en el desarrollo de estas investigaciones. Lo que se ha visto en ellas es que durante la práctica de este tipo de meditación se activa fundamentalmente la región orbitofrontal izquierda (figura 12, véase página siguiente) y se desactiva la amígdala. Si recordamos, las amígdalas son esos núcleos cerebrales que están situados en los lóbulos temporales y que se estimulan cuando una persona se siente amenazada. También vimos que la activación de dichos núcleos pone en marcha el sistema nervioso simpático, lo cual a su vez hace que empiece a liberarse cortisol en la sangre. Hay pocas estructuras cerebrales que tengan conexión directa con la amígdala y puedan llegar a controlarla. Una de ellas es la región orbitofrontal.

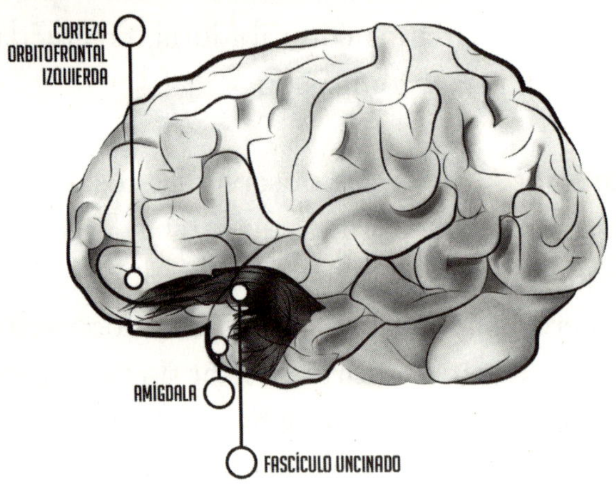

Figura 12

Los estudios de Davidson también muestran que como consecuencia de la práctica de metta o meditación sobre la compasión, la corteza del área orbitofrontal izquierda aumenta de espesor. Este incremento de grosor está asociado a una mayor intensidad de las emociones positivas, emociones como pueden ser la alegría y el entusiasmo.

Esto tiene a su vez grandes implicaciones, por ejemplo, en el medio laboral, porque las personas que demuestran más alegría, optimismo y entusiasmo son mucho más productivas en su trabajo que aquellas que manifiestan desánimo y pesimismo. Esto lo dejaron muy claras las investigaciones del doctor Martin Seligman, creador de la denominada psicología positiva.

Otro de los hallazgos de Davidson y su equipo utilizando la técnica de tensor de difusión es que el fascículo de fibras nerviosas que conecta el área orbitofrontal con la amígdala y que se denomina fascículo uncinado (figura 12), también aumenta de grosor. Por eso se observa que el «detector de peligro» que es la amígdala y que se activa en nosotros con demasiada frecuencia e intensidad, después del entrenamiento en metta lo hace mucho menos.

Por consiguiente, la práctica de esta forma de *mindfulness* llamada metta activa la neuroplasticidad, la formación de nuevas conexiones en el cerebro y consecuentemente, transforma la arquitectura del mismo. Da la sensación una vez más de que el miedo no solo tiene como enemigo natural a la valentía, sino también a la confianza, a la curiosidad y, por supuesto, al amor.

De hecho, algunas investigaciones indican que practicar la meditación veinte minutos al día durante tan solo ocho semanas produce ya una reducción en el volumen de la amígdala. Esto significa que nuestra reactividad frente a lo que antes considerábamos provocaciones u ofensas disminuye de forma significativa, y podemos dar una respuesta que, sin dejar de ser firme, sí puede ser respetuosa y compasiva porque emana de un corazón que se mantiene en paz.

Ya hemos visto que las implicaciones en la salud son muy importantes, ya que la activación de la amígdala se sigue de una activación del sistema nervioso simpático y esta favorece la hipertensión arterial, los cuadros de asma, la obesidad, la diabetes tipo II, el síndrome metabólico, los trastornos autoinmunes, las infecciones, los cuadros inflamatorios y muchas otras patologías.

El *mindfulness* nos ayuda a abrir los sentidos para captar a través de ellos una realidad que normalmente se nos escapa.

Precisamente en el contacto con esta realidad emerge nuestra verdadera identidad y todo en la vida cobra un nuevo sentido. El *mindfulness* renueva el corazón para que no reaccione a las provocaciones y a las ofensas desde el miedo, la inseguridad o las ansias de control, sino desde un espacio de claridad mental, serenidad, sabiduría y compasión. Su práctica nos ayuda a descubrir que no solo debajo de las «aguas turbulentas» en las que habitan nuestros condicionamientos limitantes existe un remanso de paz, sabiduría y serenidad, sino que, además, hay una versión de la verdad muy diferente a la que nos ofrece nuestra percepción habitual.

A través de la conciencia plena vamos entendiendo hasta qué punto es limitada esa visión que tenemos de nosotros mismos cuando decimos «yo» y hasta qué punto es limitada esa visión que tenemos del otro cuando decimos «tú». Es precisamente la práctica meditativa la que nos va dejando claro que el mayor obstáculo para mejorar nuestras vidas nunca está fuera sino dentro de nosotros.

> El verdadero obstáculo para percibir la realidad de una manera más amplia no es tanto el tener un sentido de identidad, un «yo», sino el verlo separado del resto.

Los doctores Richard Davidson y Jon Kabat-Zinn han realizado conjuntamente estudios para ver la eficacia del *mindfulness* en el mundo empresarial. Para ello enseñaron el programa MBSR —*Mindfulness Based Stress Reduction*— a una serie de empleados de una compañía de biotecnología llamada Promega, que está en la preciosa ciudad de Madison, en Wisconsin. Cuarenta y ocho empleados siguieron el curso MBSR que dura ocho semanas. Antes de comenzar el estudio se realizaron tres tipos de mediciones en los participantes:

— Nivel de estrés reflejado en un cuestionario.
— EEG para medir actividad cerebral.
— Evaluación del funcionamiento del sistema inmune.

Terminado el curso se volvió a realizar las mismas mediciones y el resultado que se obtuvo fue el siguiente:

— Menor nivel de estrés, menor ansiedad y mayor productividad en el trabajo.
— Mayor actividad de la región prefrontal izquierda. La región prefrontal izquierda es clave en las emociones positivas, en el control de la amígdala y en el buen funcionamiento del sistema inmune a través de una potenciación del sistema parasimpático.
— Una mayor producción de anticuerpos que los que no habían seguido el programa MBSR cuando se les administró un virus atenuado.

Con relación al impacto que tiene el *mindfulness* en el sistema inmune, es interesante citar otros estudios llevados a cabo en UCLA —Universidad de California en Los Ángeles— con personas con VIH. En esta enfermedad el virus es especialmente agresivo con unas células del sistema inmune llamadas linfocitos CD4. Lo que se observó es que en aquellos que practicaban el *mindfulness* los linfocitos CD4 eran mucho más resistentes frente al ataque del virus.

Jon Kabat-Zinn —fundador en 1979 de la clínica de reducción del estrés adscrita a la Universidad de Massachusetts—, en uno de sus primeros estudios en la clínica seleccionó un grupo de pacientes con una enfermedad llamada psoriasis y que mejora con la aplicación de luz ultravioleta. Cuando los pacientes, además de recibir el tratamiento convencional, practicaban el *mindfulness* durante el tiempo de aplicación con este tipo de luz, curaron sus lesiones a una velocidad tres veces superior a la de aquellos que no lo habían practicado.

Otros efectos que se han comprobado en diversas investigaciones con la práctica meditativa son los siguientes:

— Reducción de la frecuencia cardiaca y aumento de la variabilidad cardiaca. Recordemos que esto no solo protege el corazón, sino que, además, cuando aumenta la variabilidad cardiaca, el corazón ejerce un efecto beneficioso sobre todos los órganos del cuerpo.
— Reducción de la hipertensión arterial, algo que ya quedó claramente establecido por las investigaciones del doctor Benson.
— Regulación del metabolismo lipídico, de tanta importancia entre otras cosas en la protección de los vasos para que no se depositen grasas que puedan dañar la pared interna de las arterias.
— Regulación de la glucemia, algo especialmente fundamental en pacientes diabéticos.
— Reducción de la obesidad. Ya hemos visto que la grasa visceral actúa como una glándula productora de citoquinas inflamatorias que dañan los tejidos.
— Prevención de la inflamación que puede afectar a todos los órganos del cuerpo, incluyendo el cerebro, por el paso de sustancias tóxicas desde el intestino hasta la sangre.
— Aumento de los niveles de melatonina. Este incremento favorece el sueño. Esto es importante para el correcto funcionamiento del organismo y, además, tiene un impacto favorable en cánceres hormonales, como son el de mama y el de próstata, sobre todo cuando coinciden en su aplicación la meditación y la quimioterapia.

La doctora Sarah Lazar, del Hospital General de Massachusetts, perteneciente a la Universidad de Harvard, es otra de las investigadoras más relevantes que hay hoy en el campo de la neurociencia contemplativa.

Lazar se han enfocado en el estudio de los efectos del *mindfulness* en la corteza cerebral, esa parte arrugada que ocupa la superficie de los hemisferios y que es la responsable de muchos de los procesos que nos permiten ver, oír, oler, gustar, sentir, pensar, imaginar o crear.

Dichas investigaciones han mostrado que cuando se lleva practicando *mindfulness* de una forma regular y durante cierto tiempo, se reduce en gran medida el adelgazamiento de la corteza frontal del cerebro que acompaña de manera natural al proceso de envejecimiento. También se ha visto un aumento del grosor del hipocampo (figura 5, véase página 109) en personas que lo han practicado durante aproximadamente media hora al día a lo largo de ocho semanas. El hipocampo es una estructura doble situada a la altura de las orejas, y que es esencial en la memoria, el aprendizaje y el control del estrés.

Otros hallazgos de gran interés que se han podido constatar durante la práctica del *mindfulness* son una activación en la región posterior de la ínsula de Reil (figura 9, véase página 138) y de ciertas regiones del tálamo (figura 5, véase página 109). Estas zonas permiten conectar con los mensajes que nos envía el cuerpo y que sin la presencia de estas áreas serían completamente incomprensibles para nosotros. Además, la ínsula de Reil también está relacionada con la empatía y con lo que hoy se denomina inteligencia emocional, siendo un área conocida también como el quinto lóbulo del cerebro y nuestro sexto sentido. Se trata de una pequeña zona de la corteza que conecta el cuerpo y el sistema límbico —o cerebro emocional— con áreas de gran importancia de la corteza cerebral y que están relacionadas con los sentimientos y con la toma de decisiones.

Ya vimos anteriormente cómo el sistema que lleva a cabo el mantenimiento del cuerpo y reduce su deterioro es el mismo que facilita el encuentro entre los seres humanos. Pues bien, la ínsula juega en ambos aspectos un importantísimo papel. Esta es, por consiguiente, un área asociativa del cerebro en la que confluyen, se procesan y se integran distintos tipos de información.

Hemos visto también cómo el sistema que mantiene nuestro equilibrio interno u homeostasis es el mismo que se activa en el encuentro entre seres humanos. La ínsula de Reil, por tanto, es una parte esencial de ese sistema que protege las células y tejidos y que favorece, además, la creación de lazos afectivos y la cooperación entre las personas. Por eso, la práctica del *mindfulness,* al aumentar el grosor de la ínsula de Reil, está potenciando el funcionamiento de esta estructura. No debe por consiguiente extrañarnos que estas prácticas ancestrales no solo mejoren la salud y la vitalidad, sino que también desarrollen la empatía y la compasión. Una vez más comprobamos cómo cambios sutiles difícilmente atribuibles solo a la materia, se reflejan en un cambio en la arquitectura cerebral.

Todas estas investigaciones tienen implicaciones muy profundas, ya que apuntan a la capacidad del *mindfulness* de potenciar aquellas áreas del cerebro que nos permiten ser más conscientes del condicionamiento que nos genera la mente dualista.

Pocas personas son verdaderamente conscientes de los procesos mentales que hacen que tomemos unas decisiones y no otras. El enorme condicionamiento mental hace que nuestras decisiones sean completamente previsibles porque las tomamos desde nuestra área de confort. Esta es una zona en la que lo que impera es mantener el *statu quo* y el no desafiar la opinión de la mayoría para que nos sigan acogiendo dentro del grupo. Sin embargo, en un mundo en cambio como este en el que vivimos puede ser necesario que se tomen decisiones mucho más disruptivas e innovadoras. Este tipo de resoluciones solo las podemos tomar cuando hemos salido de nuestra zona de confort y estamos, por tanto, libres de la tiranía impuesta por la mente dualista y condicionada.

Desde un menor condicionamiento mental y una visión más amplia de la realidad se pueden tomar mejores decisiones.

A nada que revisemos un poco los avances que ha habido a lo largo de la historia, nos daremos cuenta de que la mayor parte de dichos avances produjeron una clara disrupción de aquello que personas, instituciones y sociedades enteras daban por fijo e inalterable. Nadie dice que sea fácil ser pionero y, sin embargo, no podemos negar que a muchos de esos adelantados se les deben los grandes avances e inventos de los que ahora disfrutamos.

Recordemos, además, que en situaciones en las que se activa la reacción de estrés y nos sentimos amenazados, todos buscamos seguridad en nuestra zona de confort y por eso nos aferramos a lo conocido, a lo que sabemos hacer, a lo que controlamos.

Como el *mindfulness* reduce significativamente la reacción de alarma frente a amenazas mentales, la tendencia a aferrarse a lo conocido en lugar de explorar lo nuevo también se reduce. Es decir, que esta atención plena nos ayuda a sentirnos más cómodos con los cambios y a mantener la claridad mental, la serenidad, la ilusión y la confianza en medio de la incertidumbre y la complejidad. De alguna manera no se perciben ni dichos cambios ni dichas incertidumbres como amenaza, sino como oportunidades. Esto, sin duda, permite adaptarse mucho mejor no a un mundo en cambio, sino a un cambio de mundo como el que hoy vivimos.

Una cosa es entender intelectualmente la necesidad de cambiar y otra muy distinta es sentirse cómodo e ilusionado con dicho cambio. El practicante de *mindfulness* va poco a poco experimentando cómo su tendencia a buscar el control y la seguridad que da el grupo se va transformando en un deseo de aventura y exploración para descubrir, crecer y evolucionar.

Dado que el *mindfulness* reduce la tendencia a reaccionar ante provocaciones y rechazos, su práctica también hace más llevadera esa resistencia por parte de algunos miembros del grupo cuando estamos en cierta manera rompiendo el orden vigente. Responder a este rechazo desde la empatía y la compasión en lugar de hacerlo desde el resentimiento no solo tiene un gran impacto en nosotros mismos, sino que puede tener, además, efecto en las otras personas. En este sentido, también es interesante destacar que en el funcionamiento del cerebro, una conducta más flexible y adaptativa puede incluso diferenciarse de una más rígida y condicionada.

En las profundidades del cerebro y en medio de la sustancia blanca —el color se debe a la capa de mielina que rodea las fibras nerviosas— se encuentran los ganglios basales (figura 13).

Se trata de estructuras de gran tamaño importantes en la formación de hábitos de conducta. Dos de estos ganglios basales se denominan putamen y núcleo caudado. Las conductas más rígidas y condicionadas se asocian fundamentalmente al putamen, mientras que las más flexibles al caudado.

Durante la práctica del *mindfulness* hay una mayor actividad del caudado y una menor del putamen. Por eso también cuando se producen ciertas alteraciones patológicas en el núcleo

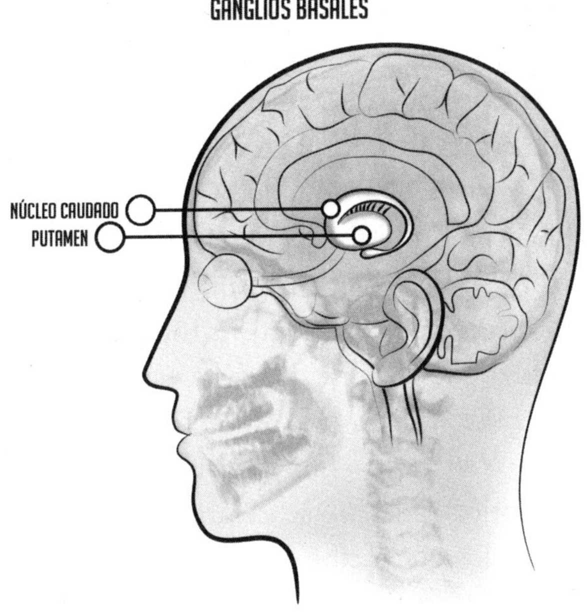

Figura 13

caudado —como ocurre en el trastorno obsesivo-compulsivo— la tendencia a repetir conductas estereotipadas es mayor.

Como todo en el organismo está conectado, no debe extrañarnos que en la reacción de distrés en la que como sabemos hay una marcada elevación del cortisol, también se observe un aumento de la actividad del putamen y una reducción de la del núcleo caudado.

Ya comenté en páginas anteriores cómo el doctor Judson Brewer ha mostrado los extraordinarios efectos del *mindfulness* en el tratamiento de un tipo de conductas repetitivas muy dañinas que son las adicciones.

Hemos visto que el *mindfulness* tiene un destacado impacto en la reorganización y en el tipo de actividad que mantienen dos circuitos, la red neuronal por defecto (figura 10, véase página 144), responsable de la denominada «mente errante» y el CEN o red ejecutiva central (figura 11, véase página 148), que resulta clave en el mantenimiento de la atención y en la toma de decisiones.

También he hablado de la relevancia que tiene ese pequeño fragmento de corteza cerebral escondido dentro de lo que se conoce como cisura de Silvio y que separa los lóbulos parietal y temporal del cerebro. Me refiero a la ínsula de Reil (figura 9, véase página 138). Pues bien, la ínsula forma parte de otra red que se conoce como *Salient Network* (figura 9) y que también se ve afectada desde el punto de vista estructural y funcional por la práctica del *mindfulness*.

El *Salient Network* —que podría traducirse al español como «red de prioridades»— se encargaría de seleccionar entre todos los estímulos que recibe el cerebro, cuál o cuáles de ellos serían los más prominentes a fin de que el cerebro pueda dar a cada situación en la que nos encontremos la respuesta más efectiva posible. Sus implicaciones son importantes en la percepción de nuestra experiencia emocional y de las relaciones interpersonales. De alguna manera, este circuito clasificaría y ordenaría por prioridades la relevancia que tendría en las personas una serie de estímulos determinados.

Este circuito lo componen tanto estructuras del tronco del encéfalo como estructuras corticales y subcorticales. Su repercusión es extrema porque confluyen en dicho circuito tres tipos de información:

1. La procedente de las vísceras, que es una información esencial a la hora de coordinar la homeostasis o equilibrio interno y, también, la procedente de los músculos, para conocer su grado de tensión o de relajación.
2. La cognitiva (razonamientos), procedente de la corteza cerebral.

3. La afectiva (sentimientos), procedente de distintas regiones del sistema límbico o cerebro emocional.

Si bien esta red de prioridades tiene, como he descrito, múltiples componentes, las estructuras clave que lo compondrían serían la ínsula de Reil, la amígdala y el cíngulo anterior. La primera y la última corresponden a lo que António Damásio, gran neurólogo de origen portugués, ha denominado mapas de los sentimientos. Se trata de áreas asociativas de corteza cerebral capaces de conectar pensamientos, sentimientos y procesos fisiológicos.

La amígdala —que como sabemos es nuestro «detector de peligro»— y la estructura que pone en marcha la activación del sistema nervioso simpático cuando se percibe una amenaza, también forma parte, como he comentado, del *Salient Network*. No olvidemos que es en el núcleo lateral de la misma donde se encuentran registrados aquellos recuerdos que tienen un gran componente emocional.

Pues bien, la práctica del *mindfulness* tiene un impacto en la red de prioridades equilibrando su funcionamiento cuando, por cualquier motivo, este ha sido perturbado. Esto, por ejemplo, se ha visto que ocurre en algunos excombatientes que padecen el trastorno de estrés postraumático (TEPT).

Ya he comentado anteriormente que la atención plena es capaz de sanar heridas emocionales independientemente de su tamaño y profundidad. Ahora que conocemos los circuitos que pueden estar alterados cuando dichas heridas se producen, podemos comprender mejor cómo el *mindfulness,* al favorecer la neuroplasticidad a estos niveles, consigue transformar la arquitectura neural y, por consiguiente, producir una transformación mental. Por eso la persona que practica *mindfulness* se va volviendo poco a poco menos reactiva ante ciertos estímulos frente a los que antes reaccionaba de manera automática; ahora su red de prioridades no ve estos estímulos tan relevantes y, por tanto, no existe la necesidad de reaccionar. Imaginemos lo que puede suponer para un excombatiente que antes iba por la calle, oía una taladradora y se tiraba aterrorizado al suelo al recordarle ese sonido al de las ametralladoras en el campo de batalla. La relevancia de este estímulo se desmorona cuando dicho circuito, la red de prioridades, ha sido reparado a través del *mindfulness*. Esta reducción en la reactividad emocional que genera su práctica puede transformarnos por completo la vida al permitirnos tomar decisiones menos condicionadas por experiencias emocionales pasadas.

Una persona que vive poco asustada y que reacciona en mucha menor medida a provocaciones y ofensas, sin tener por ello que perder su firmeza, es alguien que está en condiciones de transformar por completo cualquier entorno en el que se encuentre. Esta es una de las capacidades que acompañan al auténtico liderazgo, uno basado en el poder interior y no en la fuerza bruta. Se trata de un liderazgo que no hay que imponer, porque sencillamente se reconoce.

El doctor Marshall Rosenberg, creador como ya he dicho de la CNV o comunicación no violenta, fue a Oriente Medio en un intento de favorecer la concordia.

Este hombre no fue movido por ninguna ansia de reconocimiento, sino por el anhelo sincero de contribuir a un mundo en paz.

Apenas había comenzado su exposición, uno de los asistentes se levantó y dando un grito le llamó asesino. Marshall no reaccionó ante semejante ofensa, sino que mantuvo su corazón en calma y con él, su sentido de curiosidad y su aceptación de que no sabía de dónde procedía esa violencia verbal, pero que él estaba dispuesto a averiguarlo.

Preguntó a aquel hombre la razón por la que le llamaba asesino. Resultó ser que le llamaba así porque era norteamericano y, para aquel participante en la reunión los estadounidenses eran los que suministraban las armas al enemigo.

Poco a poco aquel ambiente tan hostil empezó a cambiar. Sin adoptar ninguna posición sumisa o intentar defenderse, Marshall Rosenberg se sostuvo firme, pero manteniendo su corazón en paz.

Algo empezó a transformarse en el ambiente y aquel hombre que había agredido verbalmente a Marshall fue cayendo en la cuenta de algo sutil y profundo. Al finalizar el acto, Rosenberg fue invitado por aquel mismo asistente que le había llamado asesino a cenar en su casa y a conocer a su familia.

Este es el tipo de personas que necesitamos en el mundo, las que no devuelven «ojo por ojo y diente por diente», sino las que saben mostrar empatía y compasión.

El odio no es el opuesto al amor. El opuesto al amor es el miedo.

Patanjali, autor del *Yoga-sutra* escribió: «Cuando estamos plantados con firmeza en la no violencia, todos los seres a nuestro alrededor cesan de sentir hostilidad».

No cabe duda de que desarrollar la capacidad de responder con firmeza y compasión frente a las provocaciones es algo que requiere de un gran trabajo interior.

Rumi, cuyas poesías sobre el amor sobrecogen, nos alienta a que llevemos a cabo este trabajo interior a través de uno de sus poemas más conocidos, *La casa de huéspedes:*

El ser humano es una casa de huéspedes.
Cada mañana, un nuevo recién llegado.
Una alegría, una tristeza, una maldad.
Cierta consciencia momentánea llega
Como un visitante inesperado.
¡Dales la bienvenida y recíbelos a todos!
Incluso si fueran una muchedumbre de lamentos,
Que vacían tu casa con violencia, que te hacen sentirte mal.
Aun así, trata a cada huésped con honor, acepta, respeta, valora.
Puede estar creándote el espacio, el espacio de posibilidad.
Para un nuevo deleite, para la manifestación de una nueva posibilidad en tu vida.
Al pensamiento oscuro, a la vergüenza, a la malicia, a los demonios, a los dragones.
Recíbelos en la puerta riendo, contento, porque sabes que, detrás de la apariencia de separación, de dualidad, está la posibilidad de la integración y la unidad.
E invítalos a entrar porque representan la oportunidad para viajar al mundo de la compasión, del amor.
Sé agradecido con quien quiera que venga, porque es una oportunidad, una lección de gran valor disfrazada en ropas de faena.
Porque cada uno ha sido enviado como un guía del más allá.
Todos ellos son enviados desde ese universo cuántico que es consciencia y amor, y que confabula a tu favor.

Recordemos que las personas somos mucho más que nuestras ideas. Las ideas nos pueden separar, pero siempre nos unirá nuestra humanidad. Cuanto más humanos nos volvemos, también nos volvemos más divinos.

Lo que estamos haciendo con la práctica del *mindfulness* es trabajar poco a poco para ir incrementando milímetro a milímetro, ese espacio que nos convierte en los espectadores de una película en lugar de ser los personajes que están atrapados en un guion, en una narrativa, en un condicionamiento mental. Se trata de descubrir que ciertos pensamientos y sentimientos como la culpa, la vergüenza, la impotencia o la desesperanza no tienen por qué seguir tiranizando el rumbo de nuestras vidas. La manera de que dejen de tener tanto poder sobre nosotros no es luchando contra ellos, porque esa es la forma más fácil de que nos envuelvan y nos sometan. Una manera mucho más efectiva de acción es la que consiste en poner distancia frente a ellos, observarlos como se observan las nubes que surcan el cielo sin que ninguna de ellas baje y nos envuelva sumergiéndonos en su niebla.

El entrenamiento en el *mindfulness* va generando dicha distancia de perspectiva. A veces entrarán sentimientos muy convulsos y no será nada fácil darles la bienvenida a «nuestra casa», pero al menos podemos poco a poco ir desarrollando cierta disposición a hacerlo. Como también decía Rumi, «al alma se le han dado oídos para oír aquellas cosas que la mente no puede comprender».

11
VIVIR EN UN MISMO PAÍS CON DOS REINOS ENFRENTADOS

Las fortalezas están en nuestras diferencias,
no en nuestras similitudes.

STEPHEN COVEY

Pocos avances han revolucionado tanto nuestra comprensión de la relación entre mente y cerebro como las investigaciones llevadas a cabo por los doctores Roger Sperry y Michael Gazzaniga en el Instituto Tecnológico de California o Caltech, y que fue fundado en 1891 en Pasadena con el sugestivo lema de «La verdad os hará libres», haciendo referencia a las palabras de san Juan.

Roger Sperry fue galardonado en 1981 con el Premio Nobel de Medicina por sus descubrimientos sobre las diferencias que hay en el funcionamiento de los dos hemisferios cerebrales. El cerebro se parece a una nuez una vez que hemos quitado la cáscara. Cada uno lado de sus lados correspondería a un hemisferio cerebral (figura 14, véase página siguiente).

Si bien es cierto que el cerebro funciona como un todo y, por ejemplo, en el caso del lenguaje, aunque el área de Broca que es la responsable de la capacidad para hablar se encuentra en el hemisferio izquierdo, el derecho es quien aporta la modulación de las palabras y el silencio entre ellas. Este funcionamiento en «mosaico» es lo que hace que no podamos separar de forma tan manifiesta lo que corresponde a cada hemisferio,

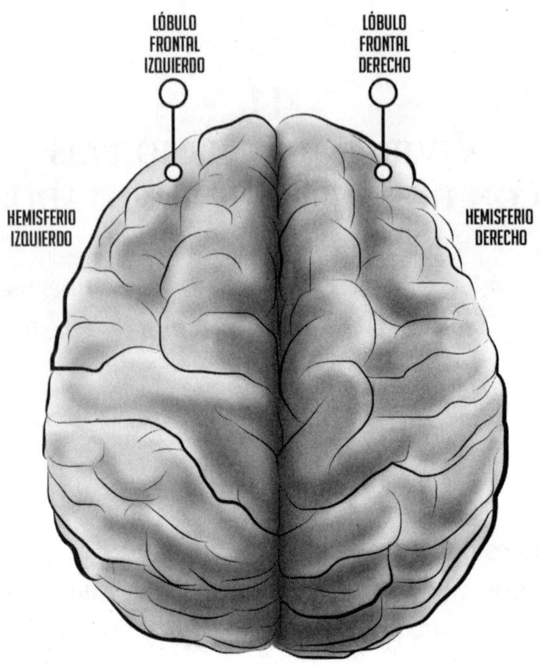

Figura 14

no en lo que se refiere al movimiento del cuerpo, sino a las denominadas funciones superiores del cerebro humano.

El hemisferio izquierdo mueve el lado derecho del cuerpo y el hemisferio derecho, el izquierdo, y eso en neurociencia estaba muy claro antes de las investigaciones de Sperry. Precisamente por esto una persona que tenga una hemorragia en el hemisferio izquierdo tendrá problemas de movilidad en su lado derecho.

La vía piramidal —lleva los estímulos desde la corteza cerebral motora hasta las neuronas motoras de la médula espinal que mandan las órdenes a los músculos para que se contraigan— se cruza de lado en un determinado punto de su trayecto. Es lo que se conoce como la decusación de las pirámides.

Lo que Sperry, Gazzaniga y todo el equipo demostraron es que en aquellas funciones cerebrales que están especialmente conectadas con el procesamiento mental, el almacenamiento de recuerdos, las experiencias emocionales y la relación con los distintos órganos del cuerpo la diferencia entre ambos hemisferios es muy llamativa. En realidad no es que solo tengamos dos hemisferios cerebrales distintos, sino que cada uno está conectado con una mente que procesa la información de una forma diferente y particular.

Uno de los elementos más apasionantes de la investigación sobre los efectos del *mindfulness* tiene que ver precisamente por la observación de cómo esta práctica interacciona con estas dos mentes tan distintas.

Algunos de los descubrimientos más relevantes que se han hecho desde los hallazgos de Sperry en relación con aquellas funciones que llevan a cabo ambos hemisferios cerebrales y que tienen una clara repercusión en el funcionamiento de las mentes son:

El hemisferio izquierdo contiene el esquema corporal del hemicuerpo derecho

Sin embargo, el derecho contiene el esquema corporal de la totalidad del cuerpo. Esto quiere decir que el hemisferio izquierdo tan solo recibe información de la mitad derecha del cuerpo, mientras que el hemisferio derecho recibe información de los dos lados. Por eso, las lesiones en el hemisferio derecho, a diferencia de las del izquierdo, pueden producir perturbaciones tan grandes en la imagen del cuerpo que el enfermo puede no reconocer una parte del cuerpo como propia.

El hemisferio izquierdo es incapaz de comprender ciertas reacciones emocionales

Esto es así porque su significado es accesible solo desde la memoria del hemisferio derecho. Ambos hemisferios disponen por consiguiente de distintos registros de memoria, tienen distintos tipos de recuerdos.

El cuerpo calloso que es el puente principal por el que se intercambia información de un hemisferio al otro tarda unos diez años en madurar y, por tanto, es difícil que el hemisferio izquierdo entienda el alcance de ciertas experiencias que se vivieron a temprana edad y que han dejado un intenso recuerdo emocional.

El hemisferio izquierdo, además, madura más tarde que el derecho y, por tanto, tiene gran dificultad para acceder conscientemente a dichas improntas emocionales. Por eso, la explicación que nos da el hemisferio izquierdo sobre la razón por la que nos enfadamos poco tiene que ver con el verdadero motivo, algo que solo conoce el hemisferio derecho.

El hemisferio izquierdo presta atención a las palabras, los datos y las expresiones verbales

Sin embargo, el derecho se fija en algo completamente diferente. Este se enfoca en lo que expresa una cara y un tono de voz. Por eso su importancia es extrema a la hora de poner en marcha conductas defensivas o de aproximación.

Charles Darwin publicó en 1872 un libro que se anticipó ampliamente a su época. Se titulaba *La expresión de las emociones en el hombre y en los animales*. Este libro contiene dibujos y fotos de expresiones faciales que fueron absolutamente revolucionarias en su época.

Saber leer la cara y sobre todo las microexpresiones faciales que a veces tan solo duran un instante es esencial para conocer la intención de las otras personas. El hemisferio derecho es clave en este sentido y por eso es el más importante de los dos en lo que a socialización se refiere.

El hemisferio izquierdo se fija en el contenido de lo que se está hablando

Mientras, el hemisferio derecho pone su atención en la forma, en la manera en la que se dicen las cosas y que revela la emoción que acompaña a las palabras.

El hemisferio izquierdo percibe cosas diferentes a las que percibe el derecho

Por consiguiente, es capaz de reconocer tan solo un aspecto de la realidad, aquel que tiene que ver con la separación entre las cosas.

Es también el hemisferio izquierdo el que cataloga, clasifica, etiqueta y elabora conceptos y explicaciones. El derecho no está tan interesado en conocer como en comprender y no está tan interesado en analizar cada parte de un todo como en conectar todas las partes que forman ese todo.

El hemisferio izquierdo marca los límites espaciales entre las distintas cosas, mientras que el derecho, por su parte, percibe la unidad.

El hemisferio izquierdo es la sede de la conciencia consciente

A diferencia del derecho, que es la sede de la conciencia inconsciente. El hemisferio izquierdo es la sede de la mente consciente, mientras que el derecho es la sede de la mente inconsciente.

La mente inconsciente no habla, pero sí se expresa a través de los sentimientos y de esos cambios en el cuerpo a los que conocemos como emociones.

El hemisferio derecho es el más importante en lo que se refiere a la regulación de la homeostasis

O equilibrio interno del cuerpo, y por eso ha de recibir información de ambos lados del mismo.

El lóbulo frontal del hemisferio derecho es mucho más importante en la regulación de la atención

Más que el lóbulo frontal del hemisferio izquierdo. A lo largo de los distintos capítulos del libro he hablado de la relevancia que tiene en entrenamiento en la atención y cómo la práctica del *mindfulness* nos ayuda en ello.

Las ondas cerebrales del hemisferio derecho y el izquierdo son distintas

El electroencefalograma registra la actividad eléctrica del cerebro mediante una serie de electrodos colocados en el cuero cabelludo, donde se observan los distintos patrones de actividad en ambos hemisferios cerebrales.

Las ondas en el hemisferio izquierdo son predominantemente beta rápidas (14-30 Hz) y de escasa amplitud, mientras que las que se registran en el derecho suelen ser más lentas y de mayor amplitud de tipo alfa (8-13,99 Hz), theta (4-7,99 Hz) y delta (0,1-3,99 Hz) (figura 15).

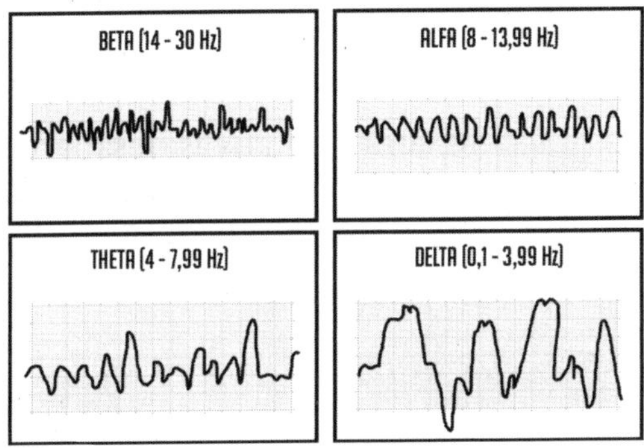

Figura 15

Ya hemos visto que cuando es el hemisferio derecho —la puerta al inconsciente—, el que principalmente funciona, tenemos una mayor presencia de ritmos alfa, theta y delta, lo cual indica una sincronización de grupos neuronales más amplios. Cuando no son solo determinados grupos neuronales los que sincronizan su actividad, sino que esta sincronización se extiende a ambos hemisferios cerebrales, entonces la presencia de dichas ondas son más lentas y de mayor amplitud en gran parte de la corteza cerebral. Es por ello precisamente por lo que se puede tener un acceso consciente a recuerdos ocultos en el hemisferio derecho y, específicamente, en su sistema límbico. Este es el motivo también por el que durante la práctica del *mindfulness* se puede entrar en contacto con dichos recuerdos de alto contenido emocional, los cuales son transformados a la luz de la conciencia. Y esta podría ser la explicación de por qué durante la práctica del *mindfulness* se reparan tantas heridas emocionales —sabemos que se han reparado no porque nos hayamos dado cuenta de que dicho proceso sanador ha tenido lugar, sino porque ya no reaccionamos ante ciertos estímulos como lo hacíamos antes—.

El hemisferio izquierdo se guía por la línea del tiempo

Durante las prácticas contemplativas desaparece la línea del tiempo y se entra en contacto con un presente continuo.

Ambos lóbulos frontales sostienen en gran medida nuestro sentido de identidad

El izquierdo como narrativa y el derecho como mundo experiencial (figura 14, véase página 172). El primero nos explica cómo somos y el segundo nos lo hace sentir.

Nuestra cosmovisión, la forma de ver la realidad, tiene componentes verbales asociados fundamentalmente al hemisferio izquierdo y componentes no verbales asociados al derecho. El conflicto intrapsíquico es la norma por el que todos tenemos heridas emocionales —humillaciones, faltas de amor, sensación de incapacidad, abandono, rechazo, marginación...— que han dejado una impronta en nuestro hemisferio derecho al cual no es fácil acceder desde el izquierdo, que es el que nos permite ser conscientes de algo.

Figuras críticas y punitivas siguen viviendo dentro de nosotros. El niño herido sigue anhelando el cariño que no experimentó en ciertos momentos de su vida y sigue haciendo lo que sea necesario para «hacerse querer».

Debido a estas improntas emocionales, cuando algo nos recuerda aquel dolor, reaccionamos violentamente, huimos o nos bloqueamos. Cuando el hemisferio derecho empieza a marcar el ritmo en lo que a la actividad cerebral se refiere, entonces puede producirse esa sincronización en la que los dos hemisferios empiezan a dialogar entre sí. Es de esta manera como ciertos conflictos intrapsíquico contenidos en la memoria del hemisferio derecho pueden, a la luz de esta conciencia expandida, ser resueltos.

El hemisferio derecho está más conectado a la realidad sensorial

Y por consiguiente, a la material, mientras que el izquierdo es mucho más conceptual y abstracto.

Durante la práctica del *mindfulness* pasamos del modo explicativo, analítico y conceptual propio del hemisferio izquierdo a uno mucho más basado en la experiencia sensorial directa y, por tanto, más conectado al derecho.

El cíngulo anterior y la ínsula —que son, como hemos visto, áreas de asociación en las que confluyen sensaciones corporales, sentimientos y razonamientos— están especialmente activos durante este proceso en el que llevamos la atención a la experiencia corporal.

Los efectos que tiene esta activación del cíngulo anterior y de la ínsula son:

— Un aumento del GABA. Las benzodiacepinas, que son la base de medicamentos tan conocidos como el Valium, se acoplan al receptor del GABA. De ahí el efecto por una parte sedante y por otra relajante muscular que tiene la práctica del *mindfulness*. Este efecto, aunque también se asocia a las ondas alfa, es, sin embargo, especialmente notable durante la generación de ondas theta y delta.

— Un aumento de serotonina, sobre todo durante el ritmo delta. La serotonina es una hormona de gran importancia para mantener un buen estado de ánimo.
— Un incremento de melatonina, que favorece el sueño y que es muy marcado durante el ritmo alfa.
— Una reducción de los niveles de cortisol. Recordemos la extraordinaria importancia de que el cortisol no esté elevado por encima de ciertas cifras. Durante el distrés los valores de cortisol de disparan. Esta es una de las razones por las que la práctica del MBSR ha alcanzado tanta relevancia en el entorno médico.

Si hiciéramos un relato de lo que va sucediendo en los distintos estados de la práctica meditativa cuando se hace un registro EEG, podríamos resaltar lo siguiente:

Fase 1

Desaparición progresiva de las ondas beta que representan la actividad dispersa de grupos neuronales con bajo nivel de sincronización. El ritmo beta es el característico de la persona que está despierta con los ojos abiertos y que está razonando o resolviendo problemas.

Al comenzar la meditación, empiezan a hacerse más presentes las ondas alfa, que representan la actividad de grupos más grandes de neuronas.

En esta fase lo más destacado es que hay una significativa relajación muscular que se asocia a una activación del sistema nervioso parasimpático con todos los efectos que ya conocemos y que podemos resumir en:

— Conservación de energía (efecto trofotrópico).
— Potenciación del equilibrio fisiológico, la reparación de los tejidos y el funcionamiento adecuado de todos los órganos, entre los que podemos destacar el sistema cardiovascular y el aparato digestivo.

Fase 2

A medida que la práctica de la meditación se va haciendo más profunda, también va siendo mayor la sincronización de las ondas alfa en ambos hemisferios cerebrales, lo cual es expresión de un mayor grado de comunicación entre ambos.

A la vez que se van sincronizando grupos más amplios de neuronas, comienzan a aparecer las ondas theta, que son lentas y de gran amplitud. En este nivel empieza a desplegarse la capacidad creativa que tiene nuestro Ser. Este patrón de actividad se pierde en el momento en el que aparecen pensamientos o expectativas de cualquier tipo.

Fase 3

En esta fase, el patrón predominante es de ondas theta, que son las características del hipocampo y que tiene una extraordinaria importancia en la conservación y acceso a los recuerdos. La fase de ondas theta se caracteriza por la sanación de heridas emocionales, de las cuales ni siquiera tenemos un recuerdo consciente.

FASE 4

Cuando la meditación alcanza un nivel muy profundo aparecen ondas delta, que son difíciles de captar porque pueden quedar enmascaradas por la actividad eléctrica de los músculos del cuello. Se trata de un tipo de onda que se produce cuando grandes grupos neuronales están excepcionalmente sincronizados.

Hay investigadores que dicen que estas ondas nos conectan con el inconsciente colectivo del que tanto hablaba el psiquiatra suizo Carl Gustav Jung. Aquí estaría almacenado todo el bagaje cultural de la humanidad.

Aunque hablamos de un campo muy complejo y sutil, tal vez entrar en este ritmo pueda generar una experiencia de haber vivido otras vidas en otro tiempo y en otro lugar.

Para comprender de una manera menos descriptiva y más visual el efecto que tiene la práctica del *mindfulness* y su relación con las distintas fases descritas, voy a utilizar de nuevo al océano como metáfora, aunque esta vez sea de una manera diferente a cuando hablaba de las olas y el mar a la hora de describir el funcionamiento de la mente dualista.

Es importante también resaltar que cualquier medición EEG que se haga, refleja solamente un aspecto muy parcial de algo que sucede durante la meditación. La meditación es una experiencia mucho más grande y compleja de lo que ninguna tecnología actual puede llegar a medir. Esto lo entenderán muy bien las personas a las que, por ejemplo, les encante la música. No cabe duda de que en el momento en el que estén escuchando una de sus piezas o canciones favoritas, van a producirse cambios químicos en la sangre y también cambios eléctricos en su cerebro que pueden ser medidos con las tecnologías actuales. Sin embargo, la experiencia vital, subjetiva e íntima que se tiene en esos momentos de especial deleite no puede ser descrita únicamente a partir de estas mediciones.

Vayamos, pues, con esta metáfora que de alguna manera, aunque sea muy limitada, nos puede ayudar a entender lo que ocurre durante dicho proceso meditativo.

El océano tiene una superficie que con frecuencia está agitada por el viento y la tormenta. Representa la mente dualista tan pronta a alterarse con lo que considera que son provocaciones, ofensas, decepciones, fracasos o. simplemente, la falta de cumplimiento de nuestras expectativas.

En el EEG habría un ritmo beta muy rápido, propio no solo de la mente pensante, sino de la pensante y estresada. A medida que iniciamos la práctica meditativa, es como si empezáramos a sumergirnos en las profundidades del mar. Es entonces cuando comenzamos a observar nuestros pensamientos, nuestros sentimientos y nuestras sensaciones corporales, sin quedar envueltos en ellos. De alguna manera sentimos cómo por encima existen las turbulencias de esa agua que forma las olas, pero estas ya no nos arrastran de un lado para otro.

El ritmo del cerebro ha cambiado y ahora es predominantemente un ritmo alfa. Si continuamos sumergiéndonos a una profundidad cada vez mayor, iremos pasando de uno alfa a uno theta y después a uno delta.

Nos encontramos ya en los estratos más profundos de la mente, que es donde se acumulan las creencias, los traumas y las heridas emocionales. Sería como si pudiéramos contemplar lo que hay en el fondo del océano, tanto la «basura» que se ha depositado como los grandes «tesoros» que encierra el fondo marino.

La gran belleza de la práctica meditativa es que cuando nos lleva a la raíz más profunda de nuestra mente dualista y observamos cómo se encuentra precisamente ahí el origen de nuestro sufrimiento, algo sorprendente empieza a suceder. Es en este punto donde se da el despertar de la conciencia y se adquiere la lucidez necesaria para contemplar la propia vida desde una perspectiva nueva.

Todos entendemos que una herida infectada no puede curarse. No cabe duda de que si la dejamos en reposo, esta mejorará un poco más que si estamos constantemente tocándola. Si, además, administramos antibióticos apropiados, conseguiremos una mayor mejoría o incluso su curación. Sin embargo, hay determinadas heridas que tienen en su interior un cuerpo extraño o cierta cantidad de pus, y que necesitan ser abiertas para sacar dicho cuerpo y eliminar el pus

La mente es como esa herida infectada por ese «cuerpo extraño», que no es otra cosa que nuestro ego con sus apegos y aversiones. Para que sane hay que dejarla en reposo. Esto se consigue calmándola a través de la relajación y del mantenimiento del foco de la atención. No obstante, para llegar a la raíz del problema, a la raíz de la herida donde se acumula esa «basura», el «cuerpo extraño» y el «pus», hay que poder profundizar hasta el mismo fondo. Esto se consigue cuando se ha refinado nuestro instrumento de observación, nuestra lente, a base de la práctica para mantener estable la atención en el aquí y el ahora.

En el budismo, a la práctica para estabilizar la atención y lograr que la mente se aquiete se la denomina Samatha y, a la práctica para explorar la naturaleza de la mente, una vez que esta se ha aquietado, se la denomina Vipassana. Nosotros, durante nuestro entrenamiento en *mindfulness,* estamos trabajando ambas.

La dificultad para estabilizar la atención (Samatha) y poder así profundizar en la comprensión de uno mismo (Vipassana), deriva de lo que va a hacer el hemisferio izquierdo y su mente para mantener la experiencia del existir, el «pienso luego existo» de Descartes.

Lo que va a hacer es no dejar de generar pensamientos para reafirmar el «yo», el «yo existo». Por eso no ha de extrañarnos la cantidad de «ruido mental» que se genera durante la práctica meditativa. Sin embargo, conforme va reduciéndose el impacto que los pensamientos tienen en nosotros durante la práctica meditativa, empieza también a desaparecer el pensante, porque si no hay un pensar, tampoco puede haber un existir como pensante.

La disolución de este «yo» genera una sensación de indefensión porque uno se encuentra ante la nada, el vacío y el silencio. De ahí la resistencia que oponemos a la práctica meditativa. Pero si uno se fía del proceso y en lugar de intentar controlarlo se deja llevar —«se deja sumergir hacia el fondo del mar»—, entonces puede entrar en contacto con lo que está más allá del «yo» y que es el «Ser», nuestro «maestro interior», el «mejor ingeniero del mundo», el que es capaz no solo de transformar y sanar ese «yo» con tanta frecuencia herido, sino también de mostrarnos todo un nuevo mundo de posibilidad que está más allá de las fronteras del «yo».

La calma, la serenidad, llevan al silencio, y este a una comprensión más profunda del sentido de la vida. El «yo» es como un puño cerrado que cuando se abre para dar y recibir, deja de existir como tal.

Si el puño cerrado simboliza nuestro cierre y nuestra resistencia a la Vida, la mano abierta representa el encuentro con esa misma Vida.

> El *mindfulness* no solo ayuda a sanar los cuerpos, sino también las almas.

Al final, y como ya he comentado, todo forma parte de una única realidad cuyos componentes se pueden distinguir, pero no se pueden separar.

Instrucciones para la práctica del *mindfulness*: aprender a ir más allá de la propia identidad

Sé tú el cambio que quieres ver en el mundo.

Gandhi

12
La vida como descubrimiento

Tan potente es la luz de la unidad
que puede iluminar toda la tierra.

Bahá'u'lláh

La práctica del *mindfulness* pide de nosotros una mente de principiante. Sería algo así como si nos volviéramos unos niños curiosos explorando algo nuevo y sorprendente. Por eso, durante la práctica contemplativa, los recuerdos y las experiencias previas dejan de ser una referencia.

En el nuevo espacio que se va a conocer y a explorar, los recuerdos almacenados en nuestra memoria se dejan atrás. La ventaja de ello es que uno se introduce en la práctica como quien reconoce que no sabe y que está abierto a descubrir algo nuevo y diferente. Al menos la intención ha de ser esta. Ya sé por experiencia que esto puede parecer imposible, sin embargo, no lo es. Es cierto que pide de nosotros humildad para reconocer que no sabemos y también interés y curiosidad por penetrar en lo desconocido. Esta es una actitud, una disposición que se va cultivando de forma progresiva.

Quien se siente a meditar creyendo que se va a encontrar con algo parecido a lo que ya conoce, realmente se equivoca. Tendemos a proyectar la experiencia pasada en lo que hacemos en el presente, y así no hay manera de descubrir nada nuevo.

Si hasta en lo conocido se nos escapan muchos matices, ¡cómo no en lo que desconocemos! De hecho, aunque se tengan años de experiencia en la práctica meditativa, cuando pensamos que podemos prever lo nuevo que vamos a experimentar, también nos equivocamos. En la práctica del *mindfulness* todo es inédito y fresco. Esto es algo muy difícil de entender con nuestras mentes tan racionales y cartesianas.

Siempre me ha impresionado la humildad de uno de mis maestros, Matthieu Ricard, al que la revista *Time* declaró «el hombre más feliz del mundo». Matthieu es una persona que a pesar de acumular miles de horas de práctica, habla con la misma modestia con la que lo haría un absoluto principiante. Pocos en el mundo conocen como él lo que es la meditación. Sin embargo, toda su experiencia no ha reducido ni una pizca su disposición a la sorpresa y al asombro.

Para aclarar con un ejemplo la actitud del practicante del *mindfulness* ante lo conocido y, por consiguiente, ya registrado en la memoria, explicaré uno de los ejercicios específicos del MBSR.

En esta práctica se da a cada participante un objeto y se les dice que no le pongan nombre y que lo exploren como si fuera la primera vez que lo ven. Todo el mundo sabe de qué se trata. Como única pista diré que es algo que se come.

Cada participante tiene el objeto en la palma de la mano, y se le pide que vaya describiendo las sensaciones que nota primero a través del sentido de la vista. En esta explicación no hay juicios tales como «me gusta» o «no me gusta», simplemente detalla las cualidades o atributos que percibe y que puede ser color marrón, arrugado, brillante e irregular.

Después se emplazan a los restantes sentidos.

Con el oído, manipulando con los dedos el objeto junto a la oreja. Así pueden describirse sensaciones como crujiente.

Cuando le llega el turno al tacto, se pueden captar sensaciones como duro, rugoso o irregular.

El olfato no suele dar muchas sensaciones, pero como este y el del gusto están conectados, sí puede dar alguna como olor dulzón.

Finalmente se introduce el objeto en la boca. Primero se coloca entre los dientes y después pasa al interior de la boca, donde se explora dicho objeto con el sentido del gusto. Las sensaciones gustativas que se pueden tener son dulce o pastoso.

Cuando el famoso periodista norteamericano Bill Moyers entrevistó en 1993 a Jon Kabat-Zinn para un serie de la cadena PBS de televisión titulada *Healing and the Mind,* esta práctica fue una de las que más le impresionó.

Recordemos que todos los ejercicios del *mindfulness* y que exploraremos en la siguiente sección, son un entrenamiento para ir más allá de las enormes limitaciones que nos impone la mente dualista. Si no supiéramos esto, el ejercicio nos parecería una gran pérdida de tiempo cuando en realidad lo que tiene es un gran valor.

Es increíble el número de matices que se pierden cuando uno engulle directamente el objeto en cuestión sin prestarle más atención. Volver a los sentidos nos trae al presente y evita que los pensamientos nos arrastren al pasado o al futuro. Los sentidos nos anclan al presente, a lo que está ocurriendo aquí y ahora. Por cierto, el objeto en cuestión era una pasa.

Pocas instituciones han hecho tanto a la hora de extender la práctica del *mindfulness* como la clínica creada por Kabat-Zinn y que hoy dirigen Saki Santorelli y Florence Meleo-Meyer.

Enfocarse precisamente en el estudio para manejar mejor el estrés —o si hablamos con más precisión, del distrés— ha sido todo un acierto, dado que es algo con lo que todos de alguna u otra manera podemos identificar como una forma universal de sufrimiento. De acuerdo a la Asociación Norteamericana de Psicología, el 69 por 100 de las personas que trabajan en distintos ámbitos refieren que el trabajo es para ellos una fuente significativa de estrés, reconociendo también que ello baja significativamente su productividad.

Como ya hemos visto, una persona no solo se siente amenazada por lo que son peligros físicos reales, sino también por lo que la mente egoica, dualista y condicionada considera una amenaza. ¡Cuántas veces nos estresamos porque hay una diferencia entre lo que esperábamos obtener y lo que obtenemos, o por cómo consideramos que deberían de ser algunas personas o algunas cosas y cómo son en realidad!

13
El tiempo de nuestras vidas

El futuro nos tortura y el pasado nos encadena.
He ahí por qué se nos escapa el presente.

Gustave Flaubert

La relación que mantenemos con el tiempo es verdaderamente sorprendente, y no sé si nos hemos detenido a reflexionar sobre ello.

Algunas veces el tiempo nos parece algo extraordinariamente fijo, mientras que otras nos parece llamativamente variable. ¡Cuántas veces nos sorprende, por ejemplo, la rapidez con la que pasan las vacaciones de verano y lo largo que se nos hace el resto del año! Que el tiempo es más variable de lo que pensamos, ya lo demostró Einstein cuando observó que a medida que nos acercamos a la velocidad de la luz, el tiempo se enlentece.

A muchos de nosotros nos gustaría que el tiempo no pasara tan deprisa y que no empezaran a ser tan evidentes ni las arrugas, ni las canas ni los achaques. Hay personas que tienen bastante juventud acumulada y a las que no les gusta ni confesar su edad, ni celebrar ya los cumpleaños.

De alguna manera, el tiempo es percibido como un enemigo que nos va robando la vida y al que nadie ha conseguido de momento vencer. Por otra parte, somos conscientes de que eso de «hay tiempo para todo» es una falacia. ¡Cuántas veces llega la hora de irse a dormir sin haber encontrado un momento para hacer todo lo que uno hubiera querido!

Nuestra relación con el tiempo es de lo más extraña. Nos quejamos de su falta y resulta que a comienzos de siglo XX, a una persona de cuarenta años se la consideraba ya anciana. Me da la sensación de que aunque viviéramos doscientos años, más de uno seguiríamos quejándonos de la escasez de tiempo.

Desde luego, te digo de antemano que no vas a encontrar tiempo para practicar *mindfulness* en tu más que apretada agenda. Por eso, tendrás que «fabricarlo».

«Fabricamos tiempo» cuando somos más eficientes en lo que hacemos.

Es sorprendente cómo mejora nuestra eficiencia cuando la mente pasa de estar tensa y errante a estar en calma y enfocada. Ahora bien, de entrada, no habrá más remedio que reajustar la agenda para dedicar cierto tiempo al *mindfulness*. Si no vemos su práctica como una prioridad, tampoco encontraremos tiempo para ella. Con el objetivo de que durante nuestra sesión de *mindfulness* el tiempo sea indiferente, lo mejor es ajustar una alarma para que nos avise a la hora que hayamos establecido. Porque es frecuente caer en la cuenta de que ha pasado más tiempo del que uno se imaginaba.

Durante la atención plena, y aunque lo que voy a decir pueda llegar a sorprender, la línea del tiempo desaparece. Es lógico que lo haga porque como uno está en un presente continuo, el pasado y el futuro desaparecen.

Imaginemos que estamos frente a un estanque y que queremos ver si hay algo en el fondo. Resulta imposible avistar nada si las aguas están agitadas. Cuando se calmen, entonces se podrá contemplar lo que hay en el fondo. Esto es lo que hace el *mindfulness,* «calmar las aguas», serenar nuestra convulsa mente para que veamos y descubramos lo que hay por debajo de la superficie.

Ausencia de línea del tiempo, sensación de espacio, vacío y silencio son algunas de las características que pueden describir, aunque sea pobremente, la experiencia de ir más allá de los límites que establece la mente dualista.

14
Ningún sitio al que ir y ningún sitio al que llegar

La vida o es una aventura, o no es nada.

Hellen Keller

Otra de las cosas que hay que tener presente en la práctica meditativa es que hay que renunciar a una serie de expectativas acerca de lo que va a suceder o de lo que vamos a obtener. Esto es importante porque de lo contrario nos esforzaremos, lucharemos, para que algo suceda.

No se practica *mindfulness* para ser mejor de lo que uno es, sino para descubrir la verdad de quien se es.

Aunque esforzarse parece muy lógico, es altamente contraproducente porque los esfuerzos mentales que se hagan para ser distinto de como se es refuerzan el poder que ejerce la mente dualista sobre nuestras vidas. Esto nos puede extrañar porque estamos acostumbrados a esforzarnos mucho para conseguir cualquier mejora. De alguna manera, el proceso del *mindfulness* no invita a hacer, sino a dejarse hacer.

Al caminar con atención plena —*mindful walking*—, nos daremos cuenta de que aunque indudablemente nos estamos moviendo en el espacio, en realidad no queremos ir a ningún lugar. Si así fuera, si nuestro objetivo fuera llegar a un determinado destino, pondríamos la intención en el llegar y no en percibir las simples sensaciones corporales del caminar.

En un mundo de impaciencias donde corremos de aquí para allá, no parece que tenga mucho sentido el simple caminar por la experiencia de caminar. De nuevo vemos, como ya dije anteriormente, que la línea del tiempo desaparece ya que no hay ningún sitio al que llegar en el futuro.

Lo que nos interesa es notar las sensaciones que obtenemos del cuerpo mientras caminamos. El cuerpo se convierte así en la puerta de entrada a ese espacio de posibilidades que se resiste a ser nombrado y también a ser descrito, pero que por supuesto no se opone a ser experimentado. Recordemos que el lenguaje no puede llegar a este lugar y por eso hablamos de experiencias inefables, es decir, de experiencias que pueden ser vividas, pero no descritas. El lenguaje se convierte tan solo y como hemos visto, en ese «dedo que señala a la luna».

El *mindfulness* nos pone en contacto con la dimensión profunda de la existencia donde habitan la alegría imperturbable, la serenidad, la creatividad, la confianza, la sabiduría y la compasión. Para quien no ha entrado nunca en relación con tal dimensión, todo esto de tener en nuestro interior una fuente de semejante grandeza le puede parecer algo absurdo o como mínimo, extraño.

La mente dualista, tan acostumbrada a buscar, hacer y provocar, queda desconcertada ante una práctica en la que si bien hay una intención, no hay una búsqueda y en la que tampoco hay un hacer, sino un dejarse hacer. No se trata de alcanzar una meta, sino de facilitar que algo suceda, que algo emerja. Por eso, durante la práctica del *mindfulness* el único esfuerzo que se hace —y es un esfuerzo lleno de serenidad y de confianza— es para estabilizar la atención en el aquí y en el ahora, explorando nuestras sensaciones sin reaccionar con apego o aversión.

El objetivo es desarrollar la «lente» que nos permita observarnos a nosotros mismos con una mirada profunda. Es este tipo de observación el que lleva a la verdadera comprensión y esta a la liberación del sufrimiento.

En una ocasión le pidieron a Buda que explicara cómo se conseguía la felicidad. Él contestó que la felicidad era la consecuencia por una parte de llevar a cabo acciones que contribuyan al beneficio de otras personas y, por otra, del entrenamiento para limpiar la mente de impurezas. La práctica del *mindfulness* es un camino precisamente para eso, para limpiar esas impurezas que tiene nuestra mente. Cuando nos liberamos de la tendencia a reaccionar ciegamente a partir de condicionamientos previos, podemos emprender acciones serenas, lúcidas, confiadas y compasivas.

15
Fiarse del proceso

La confianza, como el arte, nunca proviene de tener todas las respuestas, sino de estar abierto a todas la preguntas.

Wallace Stevens

Las personas que practicamos el *coaching* sabemos que la clave para que se muestren nuevas posibilidades estriba en no querer ser nosotros los que controlemos ese proceso en el que el *coachee,* la persona con la que estamos interactuando, descubre nuevas opciones para mejorar su vida. ¡Qué difícil es explicar lo que sucede cuando uno se fía y se deja guiar por una sabiduría que trasciende toda explicación racional! Hemos desconectado tanto de esta sabiduría esencial, que eso de «dejarse guiar» por algo que no vemos nos resulta de lo más desconcertante e incluso puede llegar a incomodarnos. Sin embargo, ¿acaso el hígado no filtra y procesa todo lo que comemos y lo hace sin que seamos conscientes de ello? ¿No son los riñones los que se encargan de eliminar los productos de desecho que viajan por la sangre y lo hacen sin que racionalmente contribuyamos a ello de alguna manera?

> Nos pierde la arrogancia, nos pierde esa autosuficiencia que nos hace descartar aquello que nuestra limitada razón es incapaz de comprender.

Recuerdo hace años que vino a mi consulta una pareja encantadora. Él era matemático y filósofo y venía para que le operara de una hernia inguinal que le producía ciertas molestias. Como a mí me encanta la filosofía tuvimos muchas y muy agradables conversaciones antes y después de la cirugía. Dado de alta, siguió viniendo durante un tiempo simplemente para charlar un rato.

Ellos siempre llegaban a la consulta con un semblante de lo más sonriente; sin embargo, en una de aquellas visitas, percibí algo distinto. Se les notaba preocupados. Ante mi pregunta acerca de si les pasaba algo, ella me dijo que le habían diagnosticado esclerosis lateral amiotrófica (ELA). Esta es una enfermedad que afecta a las motoneuronas de la médula espinal, que son las encargadas de mover los músculos de acuerdo a las órdenes que envía el cerebro, y que va afectando progresivamente a los distintos grupos musculares produciendo una parálisis de los mismos. Hoy en día, aunque se está investigando mucho en la búsqueda de una cura, todavía no se ha encontrado.

La mujer había empezado a notar dificultad a la hora de mover ciertas partes del cuerpo y por eso había acudido a un neurólogo, y este había concluido que se trataba de una ELA. Yo les pregunté si el facultativo tenía alguna duda y si consideraba que había que hacer alguna prueba más antes de determinar definitivamente que era ELA. Ambos me dijeron que el especialista estaba seguro en un cien por cien. No había duda alguna.

Antes de irse de la consulta, la mujer me preguntó si le haría algún daño empezar a practicar yoga. Yo le dije que no solo no le haría ningún daño, sino que, además, por lo que yo conocía, le podía hacer un gran bien.

Pasaron unos cuantos meses hasta que volvieron de nuevo a mi consulta. Ambos entraron de lo más sonrientes, lo cual francamente me sorprendió. Según me contaron, ella había experimentado una mejoría en su evolución y estaba recuperando la funcionalidad de sus miembros. Le pregunté acerca de lo que le había dicho el neurólogo y ella me contestó que él ahora se estaba replanteando el diagnóstico.

Quiero que se me entienda bien. Creo profundamente en el valor de los avances de la medicina y en la importancia del extraordinario desarrollo tecnológico que ha tenido lugar a lo largo, sobre todo, de estos últimos años. También sé que en nuestro país hay médicos absolutamente excepcionales; sin embargo, lo que me pregunto es: ¿por qué aquel neurólogo que no tenía ninguna duda en el diagnóstico inicial, no se planteó también al notar la mejoría evidente de su enferma que el yoga podría tener algo que ver en su recuperación?

Nuestro padre en medicina, el gran Hipócrates, nos exhortaba a nosotros, los médicos, a que no nos olvidáramos del poder sanador de nuestro cuerpo. De todos es conocido, por ejemplo, el gran impacto en la salud que puede tener el efecto placebo. No hablo de curación de enfermedades imaginarias, sino de enfermedades bien reales. Por eso, el yoga, el qi gong y el *mindfulness* no son una alternativa a la medicina tradicional, sino un complemento de excepcional valor. Al final vamos a tener que hablar de medicina de buena calidad o de medicina de no tan buena calidad.

Por eso insisto en este aspecto del *mindfulness* que nos invita a fiarnos de un proceso que es capaz de sanarnos mental y físicamente sin tan siquiera entender cómo lo hace y por supuesto, sin esperar a que lo haga cuando nosotros queramos y de la forma en la que queremos. De nuevo aparece aquí la necesidad de trabajar la humildad y de abrirnos a aquello que no controlamos con esa actitud de principiante que se deja enseñar, sorprender e incluso sobrecoger.

16
Allanar el camino

No trates de expulsar los pensamientos.
Dales espacio, obsérvalos y déjalos ir.

Jon Kabat-Zinn

Dado que cuando nos referimos al *mindfulness* no hablamos de controlar, de provocar, de luchar o de esforzarnos, sino de facilitar que algo suceda, que algo emerja para que se despliegue y florezca en nuestras vidas, la actitud, la predisposición que tengamos durante su práctica tiene una importancia excepcional.

Milton Erickson, psiquiatra norteamericano y uno de los mejores psicoterapeutas de la historia, investigó mucho este aspecto de la condición humana. Creador de la hipnosis clínica o hipnosis ericksoniana, él sabía que en nosotros existía una fuerza de extraordinario poder sanador. El desafío estaba en cómo conectar con ella.

Su metodología, cuyo valor ha sido reconocido en el mundo entero, lo que buscaba era superar la resistencia de la mente dualista para poder así entrar en contacto con dicha fuerza sanadora. Por eso, cuando alguien le preguntaba acerca de lo que creía que iba a suceder en relación con el tratamiento de algún paciente especialmente complejo, Erickson contestaba: «No tengo ni idea de lo que va a pasar, pero aguardo apasionado para ver lo que sí puede llegar a emerger».

Por consiguiente, y resumiendo todo lo visto en los distintos capítulos de esta sección, la actitud que propondría al practicante de *mindfulness* sería la siguiente:

— Compromiso con la práctica continuada de las distintas herramientas o abordajes del *mindfulness*. No se puede ir con la idea de que si no se notan cambios, por ejemplo, en tres meses, entonces se abandona. Esta actitud dificulta inmensamente la experiencia de lo sutil, porque ya se plantean de entrada unas expectativas y unas exigencias que generan una tensión innecesaria y altamente contraproducente.

— El *mindfulness* no es algo que deba de utilizarse para escapar de las dificultades o de los dolores del presente, sino que muy al contrario, nos sirve para entrar en pleno contacto con ellos y penetrar en su raíz, en su mismo origen. Mucho del sufrimiento que experimentamos en la vida lo ocasiona la mente dualista. Por eso, cuando en lugar de huir del sufrimiento o de enfadarnos por estar padeciéndolo dejamos de resistirnos y lo aceptamos, entonces logramos ir más allá de dicha mente dualista. Es aquí, en este nuevo espacio, donde el sufrimiento es transmutado. Aquella «solución amarga» de la que hablamos en la primera sección del libro resulta ahora menos amarga porque ya no está disuelta en un «vaso de agua», sino en un «contenedor» de diez litros.

— Cuando uno practique *mindfulness,* la intención ha de ser la de eliminar la toxicidad de nuestra mente y no la de buscar un beneficio concreto, sea la curación de una enfermedad o la desaparición de un rasgo de nuestra personalidad que nos desagrada. Es diferente esta actitud a la de aquella persona que ya quiere dirigir el proceso para que le dé lo que busca. La sabiduría de la Vida sabe qué es lo que necesitamos sin que se lo tengamos que explicar. De la misma manera que no tendría ningún sentido que yo pretendiera dirigir a un físico de la talla de Einstein en sus investigaciones y descubrimientos, tampoco tiene sentido que pretendamos con nuestras limitadas mentes dualistas dirigir a esa misma sabiduría que hace que el corazón lata sin descanso todos los días, moviendo la sangre por esos más de cuarenta mil kilómetros de vasos sanguíneos que recorren cada rincón del organismo.

— Es absurdo enfadarse cuando a uno no dejan de asaltarle pensamientos durante la práctica meditativa. Esto es lo normal y lo habitual, ya que es lo que la mente dualista sabe hacer: fabricar un pensamiento detrás de otro. La clave está en saber cuándo esos pensamientos nos han arrastrado envolviéndonos en un recuerdo del pasado o en una anticipación del futuro. De repente nos damos cuenta de que estamos absortos en algo que no hemos hecho o en algo que tenemos que hacer. La mente dualista nos ha arrastrado por la línea del tiempo y nos ha separado del aquí y del ahora, del momento presente. Lo que hay que hacer una vez que nos hemos dado cuenta de ello, es volver de nuevo a las sensaciones de nuestros sentidos, sensaciones que pueden ser el gusto si estamos comiendo algo con atención plena o, sensaciones del movimiento si estamos practicando el *mindful walking*, el caminar con atención plena. Es como si estuviéramos entrenando a una mascota de poco más de un mes a que camine a nuestro lado. Si el perrito se separa, no le gritamos ni le golpeamos o le humillamos. Simplemente le volvemos a acercar a nosotros con una combinación de firmeza y de gentileza.

— El *mindfulness* no ha de ser considerado como un remedio rápido para reducir el nivel del distrés. No se trata de una «píldora de la felicidad», sino que sus implicaciones son mucho más profundas. Si no respetamos el sentido auténtico de la práctica, se convertirá en un puro utensilio, en un puro instrumento que añadirá muy escaso valor real a nuestras vidas. Por eso, y repito, dada su enorme importancia, la intención del *mindfulness* no ha de ser la de eliminar una dolencia física o un rasgo de personalidad que nos desagrada, sino la de limpiar la mente de sus impurezas para ver la realidad como es y no como nosotros la proyectamos. Practicamos para purificar la mente, independientemente de que obtengamos o no esa recuperación de la salud o esa mejora en nuestra personalidad que, de entrada y como es lógico, tanto deseamos.

— Otra de las cosas primordiales es que se van a movilizar contenidos almacenados en el inconsciente sin que seamos para nada conscientes de ello. Por eso, no debe desanimar al practicante de *mindfulness* ni el «bombardeo» de pensamientos e imágenes que pueda tal vez experimentar a lo largo del proceso ni la sensación de que después de la práctica está igual o más tenso que cuando la comenzó. Esto no es raro que ocurra por esa movilización de contenidos emocionales inconscientes que ya he comentado anteriormente. Hay que ser muy cuidadoso en no interpretar esto como muestra de que uno no está avanzando.

— Lo ideal es hacer la práctica por la mañana al poco de despertarse. Se busca un lugar tranquilo, se pone la alarma para despreocuparnos del tiempo y se sigue uno de los distintos abordajes que se describirán en la última sección. Yo recomendaría practicarlo inicialmente de diez a veinte minutos todos los días. Y si podemos encontrar más momentos, todavía mejor. Es muy importante recordar que aunque el *mindfulness* tiene una serie de prácticas concretas, abordajes o herramientas, no es tan solo eso. Es una forma de vivir que nos invita a estar plenamente atentos, con presencia plena, ante lo que está sucediendo aquí y ahora.

Decía Patanjali que cuando estás inspirado por un gran propósito, por un proyecto extraordinario, todos los pensamientos rompen los obstáculos: la mente trasciende sus limitaciones, la conciencia se expande y te encuentras a ti mismo en un mundo nuevo, grande y maravilloso. Fuerzas, facultades y talentos dormidos adquieren vida y te descubres a ti mismo como una persona más grande de lo que nunca soñaste ser.

PRACTICAR EL *MINDFULNESS*: TRANSFORMAR MUROS EN FRONTERAS Y LÍMITES EN POSIBILIDADES

Si las puertas de la percepción fueran limpiadas,
la realidad aparecería como es, infinita.
El mundo en un grano de arena, el paraíso en una flor,
la eternidad en una hora y todo lo existente
en la palma de mi mano.

WILLIAM BLAKE

17
LA POSTURA EN EL *MINDFULNESS*

La arquitectura no son cuatro paredes y un tejado,
sino el espacio y el espíritu que se genera dentro.

LAO TZU

Antes de pasar a las distintas prácticas del *mindfulness,* voy a hacer referencia a algo de excepcional importancia como es la postura del cuerpo durante dichas prácticas. Por eso, cuando exploremos las distintas herramientas o abordajes que se utilizan en el *mindfulness,* invito al lector, a la lectora, a que vuelvan a este capítulo y recuerden la posición a la que aludo al comienzo de dichas prácticas.

CONSIDERACIONES GENERALES

Busca un lugar tranquilo donde en la medida de lo posible nadie te interrumpa. Cualquier práctica la puedes hacer sentado o tumbado, salvo evidentemente el *mindful walking,* el caminar con atención plena, y el *mindful eating,* el comer con atención plena, que siempre se hace sentado.

La relajación que se obtiene cuando se está tumbado suele ser bastante mayor que la que se obtiene sentado. Sin embargo, el riesgo de quedarse dormido también es mayor. En el *body scan* o escáner corporal, la posición tumbada es la preferente, aunque también se puede hacer sentado.

Recuerda poner una alarma que tenga un sonido agradable para que te avise cuando tú decidas y puedas así despreocuparte del factor tiempo. Si para tu práctica vas a utilizar las grabaciones que hay en este libro, oirás al final de cada meditación un suave sonido de campanas tibetanas que marcarán el final de la meditación. Cuando escuches los tres sonidos de las campanas, ve abriendo progresivamente los ojos para volver a encontrarte en el lugar en el que estás, completamente orientado, orientada, en tiempo y en espacio. Dedica unos segundos a estirar el cuerpo para recuperar plenamente el tono muscular.

Los ejercicios de escáner corporal y de *mindfulness* de la compasión (metta) son los más largos y por eso precisan que dispongamos de un tiempo de aproximadamente veinte minutos o media hora para cualquiera de ellos. El resto de las prácticas, aunque el ideal es que duren aproximadamente de veinte minutos a media hora, pueden ser más breves y aun así obtener claros beneficios. Siempre es mejor dedicar unos minutos a cualquier práctica, incluso a la práctica de la compasión (metta) o al escáner corporal, que no dedicarle nada. A medida que vayas avanzando, irás encontrando el tiempo necesario para poder ampliar la duración de las sesiones.

La práctica de la meditación sobre la compasión —metta o *loving kindness meditation*— es la única de las prácticas expuestas en las que la visualización juega un papel de gran relevancia. A través de ella desarrollamos la capacidad de no estar siempre tan centrados en nosotros mismos y sí un poco más en los demás.

En las restantes prácticas que abordaremos, solo se presta atención a las sensaciones físicas, sin necesidad de utilizar nuestra imaginación para visualizar otras sensaciones diferentes a las que de manera natural se pueden captar.

Hay personas que por diversas causas, enfermedades o accidentes han perdido uno o varios miembros de su cuerpo o no pueden moverlos. Mi propuesta sería que cuando se practique el escáner corporal se centren en aquellas partes del cuerpo que mantienen íntegras. Si hay uno o varios miembros que aunque los tienen, no los pueden ni sentir ni mover, en estos casos propondría que los recorrieran en su imaginación mandándoles un sincero anhelo de sanación.

La postura en las distintas prácticas del *mindfulness*

1. Mindfulness *sentado*

Si eliges la posición sentado, sentada, estas son algunas de las cosas que tienes que tener presentes:

— La posición de la espalda ha de ser recta sin rigidez. Si el respaldo de la silla no es recto será importante que te acerques al borde de la misma para evitar la tendencia a apoyarte en un respaldo que siendo cómodo no te facilita mantener la espalda erguida.
— El cuello ha de estar alargado, de tal manera que la cabeza se incline un poco hacia delante y abajo. Esto hace que el mentón apunte ligeramente hacia el suelo. Esto es importante para mantener el cuello relajado y evitar que se tense el músculo trapecio que es el que mueve la cabeza hacia atrás.
— Ahora estira también un poco el cuello hacia arriba y para eso imagínate que tuvieras un pequeño hilo de plata unido a tu coronilla y que algo desde el techo tirara de él hacia arriba. Aunque al principio esta posición

la vivimos como un poco antinatural es necesaria para mantener la cabeza y el cuello en una posición determinada, facilitando así que el conjunto de la espalda se mantenga recta.

— Tira suavemente hacia arriba del esternón a fin de que el tórax se alargue y así no presione sobre el abdomen. Esto es importante para que el diafragma, que es un músculo de características únicas en el cuerpo, pueda moverse con facilidad. Recordemos que el diafragma es ese músculo en forma de bóveda y que separa la cavidad torácica de la abdominal. Es un músculo que se controla tanto a nivel consciente como de forma inconsciente, y por eso, cuando estamos dormidos, no dejamos de respirar.
— A continuación asegúrate de que tienes las piernas descruzadas y que los pies se apoyan firmemente en el suelo a la altura de los hombros.
— Los hombros han de estar caídos como un abrigo que cuelga de un perchero, evitando así cualquier tipo de tensión en ellos.
— Los antebrazos caen suavemente sobre la cara anterior de los muslos y las palmas de las manos se orientan hacia arriba.
— La postura que has adoptado refleja de alguna manera la dignidad de una montaña, su serenidad, su estabilidad, su majestuosidad.
— Los ojos están suavemente cerrados y sin tensión. Si te incomoda cerrar los ojos, mantenlos entreabiertos y con la mirada dirigida a un punto situado en el suelo a una distancia aproximada de metro y medio. Como tenemos el cuello alargado y el mentón apuntando hacia abajo, verás lo fácil que es encontrar ese punto en el suelo.

— La cara se mantiene floja y relajada. No es necesario tensionar ningún músculo del rostro. Esto es de gran importancia tenerlo presente porque la contractura de los músculos de la cara genera tensión en muchos otros lugares del cuerpo.
— Inspiramos y espiramos por la nariz porque la nariz calienta el aire y, además, lo filtra eliminando muchas de sus impurezas.

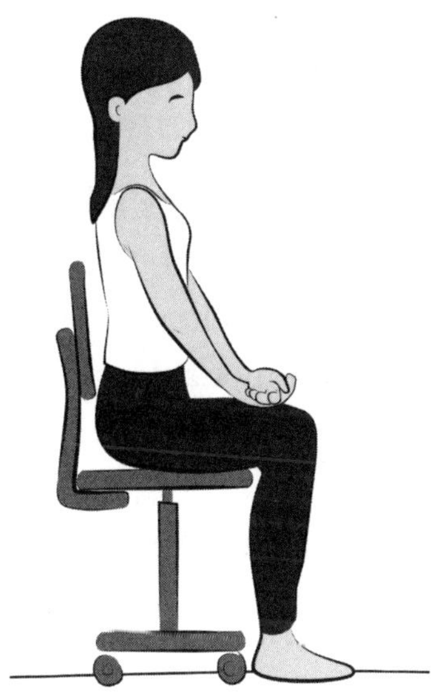

Posición sentado

Ya estás en condiciones de practicar cualquiera de los ejercicios de *mindfulness* que se llevan a cabo sentado. Por supuesto que para algunas personas tal vez más flexibles y acostumbradas, sentarse en el suelo sobre un cojín especial (zafu) con las piernas cruzadas en forma de loto o medio loto puede ser la posición elegida. Otras personas prefieren una posición en la que se apoyan sobre las rodillas y se sientan sobre un pequeño banco de madera, por debajo del cual se han introducido las piernas. Esta posición la usan mucho los practicantes del zen. En cualquier caso, elijas la posición que elijas, la posición de la espalda, el cuello y la cabeza es la misma que he descrito anteriormente.

2. Mindfulness *tumbado*

En el *mindfulness* tumbado nos apoyamos sobre una colchoneta fina como la que se utiliza en el yoga o en el pilates.

— Tumbados boca arriba.
— Los brazos están extendidos a lo largo del cuerpo con las palmas de las manos mirando al techo si uno está en un sitio cerrado, o al cielo si se está en uno abierto. La posición ha de ser cómoda. Hay personas que para estar más a gusto colocan debajo de su cabeza una almohadilla.
— Idealmente los ojos están cerrados.
— Inspiramos y espiramos por la nariz.

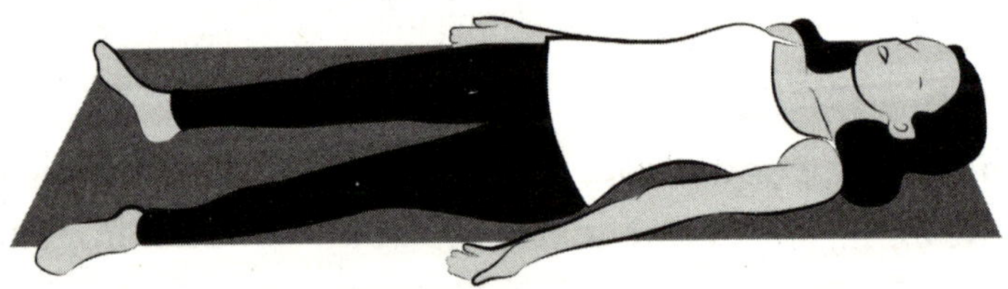

Posición tumbado

Recordemos que esta es la mejor posición para hacer el *body scan.* La posición tumbada o en decúbito supino es muy importante en la práctica de ciertos ejercicios de yoga. El yoga es una disciplina de excepcional valor y que se ha incorporado por medio de posturas y movimientos sencillos a la práctica del *mindfulness*. Por eso es interesante que el practicante de *mindfulness* también incorpore poco a poco estas prácticas ancestrales y que nuestro cuerpo que es sabio, tanto agradece.

3. Mindfulness *andando*

En este abordaje del *mindfulness* en el que se está de pie, la espalda, el cuello y la cabeza mantienen una posición similar a cuando se practica el *mindfulness* sentado. En cuanto a hombros, brazos, antebrazos y manos, la posición es la siguiente:

— Los hombros están caídos y sin tensión, como si fuera un abrigo colgando de una percha.
— Los brazos están suavemente pegados al tronco.
— Los antebrazos y las manos pueden caer a lo largo del cuerpo, o bien puede buscarse otra posición confortable como puede ser con las manos entrecruzadas por delante del abdomen.
— El caminar es lento, poniendo toda nuestra atención en las sensaciones del cuerpo en movimiento.
— En los pies se presta especial atención a las sensaciones de las plantas, al movimiento de los tobillos y a las variaciones de presión que se experimentan en el conjunto de los pies a medida que se camina.
— La respiración se va acompasando con el movimiento.
— Inspiramos y espiramos por la nariz.
— Los ojos se mantienen abiertos.

Se elige un pasillo virtual de unos cinco a diez metros y se va caminando por él. Al llegar al final, suavemente se va dando la vuelta, siendo plenamente consciente de cada movimiento y se vuelve a recorrer el pasillo en sentido contrario.

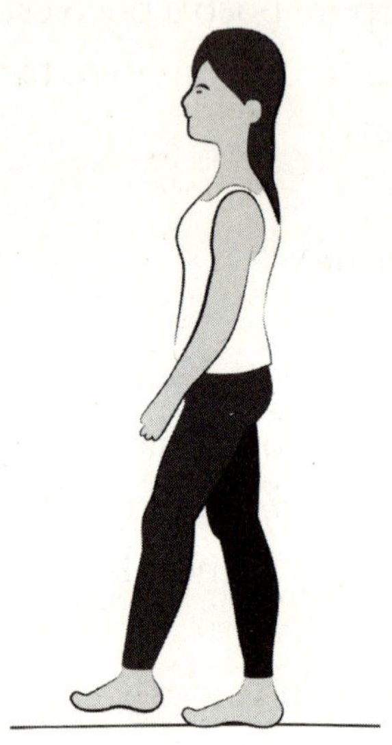

Posición para andar

Recordemos la importancia de poner una alarma que tenga un sonido agradable para que nos avise a la hora que hayamos decidido y así no tengamos que estar consultando el reloj mientras caminamos.

18
La respuesta de relajación (*relaxation response*)

Pierde tu camino y entrarás en un sendero equivocado.
No dejes que a tu corazón lo gobierne tu mente salvaje.

Mikao Usui

Siéntate con la espalda recta y la posición que refleja la dignidad de una montaña, su serenidad y su majestuosidad. Si prefieres tumbarte, adopta la posición que ya conoces, con los brazos extendidos a lo largo del cuerpo y las palmas mirando al techo o al cielo.

Presta ahora atención a las sensaciones de tu cuerpo, a las sensaciones de tu cuerpo firmemente apoyado en la silla o en el suelo. Nota cómo se apoyan tus antebrazos y tus manos en tus muslos, si estás sentado, si estás sentada, o en el fino colchón, si estás tumbado, si estás tumbada.

Ahora presta atención a tu cuerpo para sentir qué parte de él puede estar más tensa. Date permiso para aflojar dicha tensión y observa cómo poco a poco, sin esfuerzo y sin lucha, esa parte del cuerpo se va relajando a medida que le prestas una mayor atención.

Si empiezas a notar tensión en cualquier otra parte del cuerpo, lleva tu calmada atención hacia esa región y date de nuevo permiso para que cualquier tensión que se haya acumulado en esa parte poco a poco se vaya desvaneciendo.

Progresivamente te irás dando cuenta de cómo con cada espiración el cuerpo se va de manera natural relajando más y más. Mantén tu espalda y tu cuello estirados sin ninguna tensión innecesaria. Imagina como si alguien tirara suavemente hacia arriba de un fino hilo de plata unido a tu coronilla.

Ahora lleva tu atención a las sensaciones de la respiración y nota cómo el aire entra suavemente en tu cuerpo y cómo sale suavemente de él. Observa con curiosidad dónde notas de manera más intensa el flujo de aire, si es en el abdomen, si es en el tórax o en lo orificios de la nariz. Mantén tu atención en ese lugar.

Ahora, cada vez que tomes aire, cada vez que inspires, vas a contar mentalmente dos, y cada vez que espires vas a contar mentalmente uno. Y si algún pensamiento te arrastra al pasado o te lleva al futuro, envolviéndote en determinadas imágenes y emociones, sencillamente toma conciencia de ello y con firmeza y amabilidad vuelve a traer tu atención a las sensaciones de la respiración a la vez que mentalmente cuentas dos cada vez que inspiras, y uno, cada vez que espiras.

Mantener nuestra atención en el aquí y en el ahora nos permite estar presentes y encontrarnos con la sabiduría y el poder sanador de la Vida.

Prosigue contando dos cuando inspires y uno cuando espires, notando cómo tu cuerpo, sin perder la postura correcta, se va relajando más y más.

Cuando oigas el sonido suave de las campanas, poco a poco vas a ir regresando progresivamente al nivel de conciencia del que partiste. Para ello, tomarás una, dos o tres respiraciones profundas y poco a poco irás abriendo los ojos para volver a encontrarte en tu habitación o en cualquier otro lugar en el que estés, completamente orientado, completamente orientada, en tiempo y en espacio.

Una vez que hayas abierto los ojos, estírate y bosteza, y siente el beneficio que este ejercicio ha supuesto para tu cuerpo y para tu mente.

Escanea este código o utiliza el enlace para escuchar el audio con la práctica dirigida por el autor (10 minutos y 25 segundos).

www.unoynueve.com/espasa/map-respuesta-rela.mp3

19
Comiendo con atención plena (*mindful eating*)

Todos los pozos profundos viven con lentitud sus experiencias:
tienen que esperar largo tiempo hasta saber
qué fue lo que cayó en su profundidad.

Friedrich Nietzsche

Nos aseguramos de que durante esta práctica de comer con atención plena vamos a poder estar plenamente presentes en el acto de comer, sin que nuestra atención tenga que estar dividida intentando mantener una conversación con alguien mientras comemos o echando un vistazo a algún programa interesante de televisión.

Observamos esos alimentos que vamos a comer y empezamos a tomar conciencia de que dichos alimentos son el resultado de la interacción de muchos elementos, desde la tierra, el agua y el sol hasta el trabajo de muchas personas que han cultivado esos alimentos y que los han hecho llegar hasta nosotros. Sentir gratitud ante la posibilidad de comer hace que valoremos esos alimentos de una forma diferente a como habitualmente lo hacemos.

Notemos las distintas percepciones sensoriales que nos llegan de los alimentos que comemos: su presentación, su olor, su textura y su sabor. Mastiquemos despacio sintiendo plenamente la riqueza de matices de eso que estamos comiendo.

Si antes de terminar de ingerir el contenido que tenemos en la boca ya estamos pensando en el siguiente bocado o, incluso notamos cómo nuestro tenedor o nuestra cuchara se acercan al plato para coger otra porción, tomamos conciencia de ello y con firmeza y gentileza volvemos al presente y a lo que estamos saboreando aquí y ahora.

Acostumbrados no a comer, sino a engullir, resulta especialmente desafiante mantener tal nivel de atención y presencia mientras se come, aunque dicha práctica dure tan solo unos minutos. Tampoco es sencillo renunciar a distracciones tan atractivas como puede ser tener una conversación, leer un periódico, escuchar la radio o ver un programa de televisión mientras se come.

Cuando se come con conciencia plena el proceso de masticación y salivación es mucho más completo y esto facilita la digestión, Además, se traga mucho menos aire que cuando se come deprisa. Cuando ingerimos aire, este aire distiende las paredes del estomago y del colon, produciendo muchas molestias y alteraciones en el funcionamiento regular del tubo digestivo.

La práctica de comer con atención plena es muy útil para entrenar nuestra capacidad de mantener estable la atención y así, reducir la agitación de nuestra mente dualista. Esta agitación mental no solo genera mucha tensión emocional, sino que, además, interfiere no pocas veces con el funcionamiento adecuado de nuestro tubo digestivo.

Comer con conciencia plena favorece que no ganemos peso porque se come con el estomago y no con la mente. Por eso se necesita comer menos para sentirse saciado. Por eso también personas con sobrepeso que empiezan a comer con más conciencia pueden experimentar no solo cómo se produce una pérdida de peso, sino que, además, se reduce su nivel de ansiedad. Esta pérdida de peso se debe a la reducción en la grasa intraabdominal. Recordemos que la grasa intraabdominal, a diferencia de la situada en otras partes del cuerpo, actúa como un órgano endocrino capaz de segregar citoquinas inflamatorias. Este tipo de sustancias químicas ejercen un efecto tóxico en distintas partes de nuestro cuerpo. Con la epidemia que existe de obesidad infantil, la enseñanza del *mindfulness* en las escuelas está consiguiendo cada vez un mayor número de adeptos.

Comemos deprisa, compulsivamente y tragamos sin saborear porque somos la sociedad de las prisas y la ansiedad.

Comer deprisa y a deshoras puede reducir parcial y momentáneamente la ansiedad, pero genera otros problemas como aumento de peso, sobrecarga del aparato digestivo, acumulación de aire y molestias abdominales.

Comer con conciencia reduce la ansiedad porque se reduce también la agitación mental que está causando precisamente esa ansiedad. Además, comer con conciencia permite que la totalidad de nuestro tubo digestivo, al no tener que soportar esas columnas de aire que distienden sus paredes y alteran su fina motilidad, pueda funcionar con absoluta normalidad.

El buen funcionamiento del tubo digestivo ahorra energía, reduce la posibilidad de que se formen tumores, favorece la actividad de nuestro sistema de defensa y, además, impacta positivamente en el estado de ánimo, en la memoria y en la formación de nuevas conexiones entre las neuronas.

Todos podemos ir incorporando poco a poco esta práctica de comer con conciencia plena sin que para ello tengamos que renunciar a tener una vida social. Cada uno ha de encontrar ese balance entre momentos donde se come con atención plena y momentos en los que no.

20
RESPIRANDO CON ATENCIÓN PLENA (*MINDFUL BREATHING*)

El aire es tu alimento y tu medicamento.

ARISTÓTELES

Toma tu posición en la silla, con la espalda recta y el cuello alargado, y adopta una postura que sea por una parte confortable y que por otra refleje la dignidad de una montaña, su solidez, su majestuosidad.

Presta ahora atención a las sensaciones de tu cuerpo, de tus pies firmemente anclados en el suelo, enraizados en la tierra.

Lleva ahora tu atención a las sensaciones de los hombros caídos y agradablemente relajados y de tus antebrazos y tus manos en contacto con tus muslos.

Permite que poco a poco esta sensación de calma y de relajación te vaya envolviendo en un espacio de silencio y serenidad. Observa ahora con interés y curiosidad los movimientos suaves y armónicos de la respiración durante la inspiración y durante la espiración. Lleva primero tu atención a las sensaciones de la respiración en el abdomen. Durante la inspiración, tu abdomen blando y relajado se expande y durante la expiración el abdomen suavemente se contrae.

Lleva ahora tu atención a las sensaciones de la respiración en tu tórax y observa con curiosidad e interés los movimientos que tienen lugar en esa parte de tu cuerpo durante la respiración.

No se trata de alterar la manera o el ritmo con el que se respira, sino de observarlos con curiosidad, como se observa algo que despierta un gran interés y curiosidad.

> La sabiduría que encierra nuestro cuerpo sabe cómo hemos de respirar sin que nosotros desde nuestras cabezas tengamos que imponer un determinado ritmo.

A continuación lleva tu atención a la entrada y salida del aire a través de los orificios de la nariz. Tal vez notes cambios en la temperatura del aire cuando entra por los orificios de la nariz durante la inspiración y cambios en la temperatura del aire cuando sale de ellos durante la espiración. A medida que observas tu respiración, esta de manera natural se va haciendo más lenta, más profunda y más armónica.

Cuando te mantienes en el presente, anclado, anclada, en el aquí y en el ahora, toda la agitación de tu mente se va reduciendo y es esa calma mental la que te permite entrar en un espacio donde habitan el silencio y el vacío.

Observa cómo con cada espiración tu cuerpo se va relajando más y más y cómo la sensación de tranquilidad, de calma y de serenidad se va haciendo aún más manifiesta. Y si algún pensamiento te atrapa y te lleva al pasado o al futuro, alejándote del presente, en el momento en que te des cuenta de ello, con firmeza y a la vez con gentileza, vuelve a traer tu atención a la respiración. No se trata de controlar la respiración, sino de observar con curiosidad cómo sucede, cómo tiene lugar de una forma completamente espontánea y natural, sin necesidad de ningún control, ningún esfuerzo, ninguna lucha por tu parte.

Lleva ahora tu atención al lugar donde las sensaciones de la inspiración y la espiración se hacen más claras y perceptibles. Algunas personas notan más su respiración en el abdomen;

otras, en el tórax; y otras, en los orificios de la nariz. Tu respiración te ancla en el presente y te acompaña en esa exploración, en ese entrar en relación con la dimensión profunda de lo que eres.

> La respiración es la puerta de entrada a ese espacio de posibilidad donde habitan la calma, la serenidad, la sabiduría, la creatividad, la confianza y la compasión.

A través de esta practica en la que observas tu respiración, poco a poco la separación entre el observador y lo observado, entre tú y el movimiento de tu respiración, se va disolviendo y solo queda la conciencia de la respiración.

Ahora te voy a pedir que amplíes tu atención y empieces de nuevo a captar las sensaciones que vienen del conjunto de tu cuerpo, de la totalidad de él y que mantengas tu atención anclada en la percepción de dichas sensaciones.

A partir de este momento y cuando oigas el sonido suave de las campanas, poco a poco vas a ir regresando progresivamente al nivel de conciencia del que partiste. Para ello, tomarás una, dos o tres respiraciones profundas y, poco a poco, irás abriendo los ojos para volver a encontrarte en tu habitación o en cualquier otro lugar en el que estés, completamente orientado, orientada, en tiempo y en espacio.

Una vez abiertos los ojos estira suavemente los brazos y las piernas y bosteza para recuperar así plenamente el tono muscular, un tono que te permite moverte sin tensiones innecesarias y que permite también que tus movimientos sean ahora mucho más armónicos y sencillos.

Escanea este código o utiliza el enlace para escuchar el audio con la práctica dirigida por el autor (17 minutos y 09 segundos).

www.unoynueve.com/espasa/MAP-RESPIRANDO-CON-ATENCION-PLENA.mp3

21
MOVIÉNDONOS CON ATENCIÓN PLENA (*MINDFUL WALKING*)

La gente puede aprender a moverse y caminar y estar de pie de manera diferente, pero han renunciado porque piensan que es demasiado tarde, que el proceso de crecimiento se ha completado, que no pueden aprender algo nuevo, que no tienen el tiempo o la capacidad. No tienes que volver a ser un niño para poder funcionar correctamente. Puedes, en cualquier momento de tu vida, reinventarte a ti mismo. Puedo convencerte de que no hay nada permanente o compulsivo en tu sistema, salvo que tú creas que sí.

MOSHE FELDENKRAIS

En posición de pie, toma una postura erguida sin tensión y observa el espacio en el que te vas a desplazar, que puede ser un pasillo imaginario de unos cinco o diez metros. No necesitas más.

Con los brazos y las manos extendidas a lo largo del cuerpo o bien con los brazos extendidos y las manos entrecruzadas y apoyadas sobre la parte más baja del abdomen, empieza a caminar lentamente, siendo plenamente consciente del movimiento de las distintas partes de tu cuerpo. Tal vez prefieras inicialmente llevar tu atención a las sensaciones de los pies y de los tobillos a medida que comienzas el movimiento. Nota los cambios de presión a medida que levantas un pie y apoyas el otro.

Camina con la intención no de llegar a un determinado destino, sino con la intención de entrar en relación de intimidad con las sensaciones de tu cuerpo, un cuerpo inteligente en el que habita la Vida y que te abre la posibilidad de experimentar tu propia grandeza.

Caminar con conciencia plena es ser consciente de ese momento en el que pasas de la estabilidad cuando tienes ambos pies firmemente apoyados en el suelo, a la inestabilidad cuando elevas uno de los pies para dar un paso adelante.

Caminar con conciencia plena te permite conectar con la experiencia de pasar de momentos de solidez y equilibrio a momentos de inestabilidad donde te sientes tal vez más vulnerable. Abrirte a esta experiencia de una manera natural, también simboliza ese transitar desde tu zona de confort en la que te sientes estable y seguro, segura, porque tienes la sensación de que controlas lo que sucede, a una zona que por estar fuera de dicha zona de confort te transmite una sensación mayor de inseguridad y de desequilibrio.

Dar un paso adelante también simboliza tu disposición y tu valentía a aventurarte en la exploración de una tierra desconocida, una tierra nueva.

Tu cuerpo avanza sereno y confiado, un paso tras otro. Es un cuerpo sereno y sin tensión porque hay apertura y confianza ante lo que puede emerger, ante aquello que puedes llegar a descubrir. No vas con expectativas, simplemente te mueves con una actitud abierta y confiada.

La respiración acompaña armónicamente el movimiento de tu cuerpo formando una auténtica unidad. La separación entre tú como observador, como observadora, el movimiento de tu cuerpo y el de tu respiración se van desvaneciendo y lo único que hay es conciencia en movimiento.

Terminada la práctica, sencillamente lleva tu atención a los objetos que te rodean. Es un pasar de una atención orientada hacia dentro a una atención orientada ahora también hacia fuera.

Ahora, y una vez parado, parada, agita un poco el cuerpo, los hombros, los brazos, rota suavemente la cabeza y reincorpórate a tu actividad habitual.

22
Escáner corporal
(*Body scan*)

El camino es como las venas que hacen circular la sangre
a través de nuestros cuerpos, siguiendo
el curso natural de la fuerza de la vida.
Si estás separado siquiera un poco de la esencia divina,
estás lejos del sendero.

Morihei Ueshiba

Túmbate boca arriba sobre una colchoneta fina con los brazos extendidos a lo largo del cuerpo y con las palmas de las manos mirando al techo, si estás en un sitio cerrado, o al cielo, si estás en uno abierto. Busca una posición cómoda que favorezca que te mantengas relajado, relajada. Cierra los ojos y empieza a respirar por la nariz. Presta ahora atención a las sensaciones de tu cuerpo en contacto con el suelo y permite que todo tu cuerpo, desde la cabeza hasta los pies, se vaya aflojando, se vaya relajando aún más.

Observa ahora con interés y curiosidad los movimientos suaves y armónicos de la respiración durante la inspiración y durante la espiración. Tu atención, que está centrada en la observación de los movimientos de la respiración, la vas a llevar progresivamente a las sensaciones de las distintas partes del cuerpo. Vas a entrar en relación de intimidad con un cuerpo que está animado por la propia Vida. De un cuerpo que tiene sabiduría y que tiene mensajes importantes que te quiere hacer llegar para que puedas mejorar tu forma de vivir. Por eso tú quieres escucharle e invitarle a que te hable.

Cada vez que llevas la atención a una parte de tu cuerpo estás también mostrando a esa parte tu profundo agradecimiento por lo que aporta a tu vida.

Nadie presta atención a lo que no interesa, nadie tampoco muestra aprecio hacia aquello por lo que no se siente cierta gratitud.

Nosotros sabemos que el cuerpo no es un objeto que solo sirve para pasear a nuestras confusas cabezas. Nosotros sabemos que el cuerpo es sabio porque está en íntimo contacto con la sabiduría de la Vida.

Empieza llevando ahora tu atención a las sensaciones de los dedos del pie derecho; observa cualquier sensación que proceda de ahí. No es un pensar, un imaginar o un visualizar, sino un sentir cualquier tipo de sensación que notes en los dedos de tu pie derecho. El no notar ninguna sensación también es una sensación y, por consiguiente, es igual de válida.

Lleva ahora tu atención a la planta del pie derecho y a continuación al tobillo del pie derecho. Tu pie soporta todo el peso del cuerpo. Gracias al pie puedes mantenerte erguido, erguida, caminar, saltar, correr. Por eso tal vez empieces a sentir una profunda gratitud hacia un pie que te permite realizar tantas cosas. Quizás se trate simplemente de mirar a tu pie con unos ojos nuevos, con los ojos del verdadero interés, de la admiración y de la gratitud.

Lleva ahora la atención a tu pierna derecha, a la espinilla y a la pantorrilla, y observa con interés cualquier sensación que venga de ahí. Observa ahora las sensaciones que proceden de tu rodilla derecha. Gracias a tu rodilla puedes doblar y extender la pierna. Gracias a ella puedes caminar y correr.

Puede ser que las que las sensaciones que te estén llegando de alguna de las distintas partes del cuerpo sean sensaciones dolorosas. Si es así, no te resistas a percibir plenamente ese dolor, ni te irrites ni intentes llevar tu atención a otro lugar. Lleva tu atención y tu consuelo a esa parte o partes del cuerpo que experimentan dolor. De la misma manera que unos padres atienden y consuelan a su hijo herido y no se irritan con él o le dejan abandonado, tú tampoco tienes por qué irritarte ante la presencia del dolor o alejar tu atención de ahí.

Prestar atención muchas veces ayuda a reparar y siempre, siempre, es útil para mitigar y consolar.

Te invito a que lleves ahora tu atención al muslo del lado derecho. En el muslo se encuentran algunos de los músculos más grandes y poderosos de tu organismo. Gracias a ellos puedes extender y flexionar la pierna. Los músculos del muslo también contribuyen en gran medida a que puedas andar, correr y saltar. Por eso, aprovecha la oportunidad de atender a las sensaciones de tu muslo derecho, una atención que es una clara muestra de tu interés por conocer, por conectar y por expresar gratitud.

Te propongo que lleves ahora la atención a tu cadera derecha y a las sensaciones que proceden de este lugar. Gracias a tu cadera se reparte armónicamente entre ambos miembros inferiores el peso del tronco, de los miembros superiores, del cuello y de la cabeza. Gracias a la cadera puedes rotar extender y flexionar la totalidad de tu miembro inferior. La cadera también es esencial para que puedas moverte, girar, nadar y correr. Y si sientes algún tipo de dolor en la cadera derecha o en cualquier otra parte del cuerpo, lleva tu atención y tu consuelo a esa parte de tu cuerpo que está experimentando dolor.

Lleva ahora tu atención al otro lado y ve recorriendo progresivamente la totalidad del miembro inferior izquierdo, notando las sensaciones que te llegan de los dedos del pie izquierdo, de la planta, del tobillo, de la espinilla, la pantorrilla, la rodilla izquierda, el muslo y la cadera izquierda. De nuevo, tu atención es reflejo de tu interés, de tu deseo de conocer y es también una muestra de tu respeto y gratitud.

Una vez que hayas prestado atención a las sensaciones procedentes de tus miembros inferiores y de haber expresado de alguna manera esa gratitud hacia ellos por permitirte ir de un lugar a otro, lleva a continuación la atención a la observación de las sensaciones que proceden de la parte inferior de tu espalda.

La parte inferior de la columna, la región lumbosacra, soporta la presión de todo el tronco y por eso bastantes personas tienen molestias en esta región del cuerpo.

> Una gran parte de la tensión emocional que sufrimos cada día también se acumula a lo largo de nuestra columna y, sobre todo, en los músculos que se insertan en ella.

A medida que vayas prestando una mayor atención a las distintas partes de tu espalda, notarás cómo los músculos que dan soporte a la columna y a otras partes del cuerpo se van destensando, se van aflojando, se van relajando. Esto hace que tu columna se afloje, se relaje y adopte de esta manera una posición mucho más natural y, por consiguiente, mucho menos forzada.

Una vez que hayas prestado atención a las sensaciones de la parte más baja de la espalda, detente en la parte media y más ancha de la misma y observa las sensaciones que provienen de dicho lugar. El solo prestar atención a esta parte del cuerpo favorece que se vaya eliminando cualquier tensión innecesaria y que la columna adopte una forma mucho más natural.

Sube ahora a la región cervical, a la parte más alta de tu columna, que es la región donde también se acumulan muchas de las tensiones de cada día. La tensión en el cuello tensa otras partes del cuerpo y es causante de muchos de los dolores de cabeza que experimentamos. Observa con curiosidad e interés la manera en la que cuando prestas atención a la región posterior del cuello, no solo se relajan los músculos de esta región, sino también los de otras partes del cuerpo como pueden ser la cabeza, la cara, los hombros y los brazos.

Te propongo que lleves ahora la atención a tu abdomen y observes las sensaciones que provienen de esta región de tu cuerpo, una parte que es muy sensible a los estados de ánimo. Observa también cómo al prestar atención a tu abdomen este se va ablandando cada vez más, de tal manera que las sensaciones de la respiración las empiezas a percibir con especial intensidad en esta región de tu cuerpo.

A continuación lleva tu atención a las sensaciones que proceden de tu tórax y observa cómo experimentas aquí los movimientos de una respiración, que de manera natural, se va haciendo cada vez más lenta, profunda y armónica.

Entra ahora en contacto con las sensaciones que surgen del centro de tu pecho, del lugar que da albergue a tu corazón. Tal vez empieces a notar cómo tu corazón de manera completamente natural late cada vez de forma más tranquila, rítmica y sosegada. No es necesario visualizar nada, solo prestar atención, sabiendo que cualquier sensación, incluso la ausencia de sensación, es igual de válida.

Lleva ahora tu atención a la región posterior de la cabeza, desde la nuca hasta la coronilla, y a continuación, a la frente.

Observa cómo va desapareciendo cualquier tensión que pueda haberse acumulado en dicho lugar.

Continúa apreciando las sensaciones que te llegan de tus párpados que están suavemente cerrados y que tal vez los notes agradablemente pesados.

La atención se centra ahora en tu nariz, notando cómo el aire entra por los orificios de tu nariz durante la inspiración y cómo sale de ellos durante la espiración.

Prosigue llevando ahora tu atención a las mejillas y ve notando cómo a medida que se va relajando tu cara, también se relajan aún más los músculos del cuello y de los hombros.

> Las preocupaciones y las inquietudes de cada día van dejando su huella en nuestro rostro, tensándolo más y más.

Al prestar atención a las distintas partes de la cara, esta tensión se va desvaneciendo, dejando paso a un rostro que expresa confianza, paz y serenidad.

Lleva ahora la atención a tu mandíbula y a los músculos que la envuelven y que te permiten morder y masticar. Nota las sensaciones de esta región de tu rostro y percibe cómo cada vez la notas más blanda y relajada.

Presta atención a las sensaciones que proceden de tus labios y del interior de tu boca. Siente cómo la lengua, cuyo extremo se apoya suavemente en tu paladar, está floja y relajada. Nota también la presencia de una cantidad agradable de saliva.

Amplía ahora el abanico de tu atención y observa las sensaciones que proceden de la totalidad de tu rostro, un rostro que expresa tranquilidad, paz y serenidad.

Dirige ahora tu atención al hombro derecho. Los hombros acumulan muchas de las tensiones que experimentamos en la vida. La tensión eleva y contrae nuestros hombros generando muchas molestias. Al poner tu atención en el hombro derecho, irás percibiendo cómo este se va aflojando y lo vas sintiendo más pesado, a la vez que notas cómo cae suavemente a lo largo del tronco.

A continuación presta atención a tu brazo derecho. Gracias a tus brazos puedes saludar, puedes coger cosas y puedes también abrazar a tus seres queridos. Este es un momento para mostrar también gratitud a tus brazos por la increíble labor que desempeñan.

Tu atención se dirige ahora al codo derecho. Es tu codo el que te permite flexionar y extender el brazo para que puedas llevar a cabo cosas tan importantes como comer o beber.

Lleva ahora tu atención al antebrazo y a la muñeca del lado derecho. Gracias a ellos puedes mover tus manos y los dedos de tus manos. Nota las sensaciones que parten de esta parte de tu cuerpo.

Siente ahora las sensaciones que vienen de los dedos de tu mano derecha, el pulgar, el índice, el dedo corazón, el anular y el meñique. Prestar atención a nuestros dedos es reconocer su valor y expresar nuestra gratitud ante la extraordinaria función que los dedos realizan. Nuestras manos, nuestros dedos ni son un simple pedazo de carne, ni son una especie de maquinaria sofisticada. Hay inteligencia en nuestras manos y hay inteligencia en nuestros dedos. Una inteligencia que escapa a la comprensión de nuestro intelecto, pero no de nuestra conciencia.

> Prestar atención a nuestras manos y a nuestros dedos es una muestra de respeto, apertura y gratitud.

Lleva ahora la atención al lado izquierdo de tu cuerpo y recorre las distintas partes del miembro superior izquierdo.

Presta atención a las sensaciones que provienen del hombro izquierdo, del brazo izquierdo, del codo, del antebrazo, de la muñeca, de la mano y de los dedos del lado izquierdo.

Ahora te voy a pedir que amplíes el abanico de tu atención y lo expandas para captar las sensaciones que provienen del conjunto de tu cuerpo, de la totalidad de él, y quédate unos instantes percibiendo dichas sensaciones.

Cuando oigas el sonido suave de las campanas, poco a poco vas a ir regresando progresivamente al nivel de conciencia del que partiste. Para ello, tomarás una, dos o tres respiraciones profundas y poco a poco irás abriendo los ojos para volver a encontrarte en tu habitación o en cualquier otro lugar en el que estés, completamente orientado, orientada, en tiempo y en espacio.

Una vez que hayas abierto los ojos, estírate y bosteza, y siente el beneficio que este ejercicio ha supuesto para tu cuerpo y también para tu mente.

Escanea este código o utiliza el enlace para escuchar el audio con la práctica dirigida por el autor (34 minutos y 38 segundos).

www.unoynueve.com/espasa/MAP-ESCANER-CORPORAL.mp3

23
METTA, *MINDFULNESS* DE LA COMPASIÓN (*LOVING KINDNESS MEDITATION*)

Si quieres que otros sean felices, practica la compasión.
Si quieres ser feliz tú, practica la compasión.

XIV DALÁI LAMA TENZIN GYATSO

Toma tu posición en la silla con la espalda recta y el cuello alargado y adopta una postura que sea por una parte confortable y que por otra refleje la dignidad de una montaña, su solidez, su majestuosidad.

Presta ahora atención a las sensaciones de tu cuerpo, de tus pies firmemente anclados en el suelo, enraizados en la tierra. Lleva ahora tu atención a las sensaciones de los hombros caídos y relajados como si se tratara de un abrigo que cuelga de su percha.

Siente tus antebrazos y tus manos en contacto con tus muslos. Permite que poco a poco esta sensación de calma y de relajación te vaya envolviendo en el silencio y la serenidad.

Observa ahora con interés y curiosidad los movimientos suaves y armónicos de la respiración durante la inspiración y durante la espiración. Lleva primero tu atención a las sensaciones de la respiración en el abdomen. Durante la inspiración, tu abdomen blando y relajado se expande y durante la expiración, suavemente se contrae.

Lleva ahora tu atención a las sensaciones de la respiración en tu tórax y observa con curiosidad e interés los movimientos que tienen lugar en esa región de tu cuerpo durante la respiración. No se trata de alterar la manera o el ritmo con el que se respira, sino de observarlos con curiosidad, de la misma manera en la que se observa algo que sabemos que encierra un gran valor.

A continuación lleva tu atención a la entrada y salida del aire a través de los orificios de la nariz. Tal vez notes cambios en la temperatura del aire cuando entra por los orificios de la nariz durante la inspiración y, cambios en la temperatura del aire cuando sale de ellos durante la espiración. A medida que observes tu respiración, esta de manera natural se irá haciendo cada vez más lenta, más profunda y más armónica.

Ahora te voy a pedir que lleves la atención al centro de tu pecho, el lugar donde habita tu corazón. Empieza a visualizar cómo tu corazón suavemente comienza a abrirse y de él emana una luz blanca que se irradia por todo tu cuerpo. Esta luz representa el poder sanador de tu corazón y la fuerza de su amor.

Nuestro corazón sabe que tenemos heridas en lugares profundos. Heridas que se produjeron tal vez cuando siendo unos niños no nos sentimos valorados y queridos o nos sentimos solos y perdidos. Nuestro corazón sabe de nuestras tristezas, de nuestras inseguridades, de nuestros miedos, de nuestros sufrimientos y de nuestras amarguras. Él también conoce nuestros anhelos, nuestros sueños y nuestras ilusiones.

Empieza a notar ahora una suave dulzura y una grata calidez en tu pecho e imagina que ese rayo de luz que emerge de tu corazón irradiando la totalidad de tu cuerpo lo llena con su luz. Siente el anhelo de tu corazón para que tengas paz, para que dejes de sufrir, para que sanen tus heridas y seas feliz. Solo la fuerza de tu corazón tiene este poder reparador y este poder sanador. Para la fuerza de tu corazón no hay herida ni demasiado escondida, ni demasiado grande ni demasiado profunda que no pueda ser sanada. Para la fuerza de tu corazón no hay sufrimiento por intenso y prolongado que sea que no pueda ser transmutado en aprendizaje, crecimiento y evolución.

> Expresar compasión hacia ti mismo, hacia ti misma, es reconocer tus heridas y abrirte al poder sanador de tu corazón.

Te propongo que traigas ahora a tu conciencia la presencia de una persona muy querida, un familiar, un amigo, alguien por quien sientas un gran afecto. Esa persona, al igual que tú, también tiene sus heridas emocionales, sus preocupaciones y sus luchas internas. Esa persona tan querida por ti también experimenta el sufrimiento y, al igual que tú, anhela la paz y la felicidad en su vida.

Ahora lleva tu atención a ese corazón que ha envuelto en luz todo tu cuerpo y visualiza cómo de él emerge otro rayo de luz que envuelve a esa persona tan querida por ti. Tu corazón lleva a ese ser querido el anhelo de que deje de sufrir y de que experimente la paz y la felicidad. Visualiza cómo esa luz que emana de tu corazón también envuelve a ese ser querido y sana sus heridas. Observa cómo su rostro se vuelve sonriente y agradecido y mira cómo su corazón también se abre y te envía ese anhelo que tiene de que tú también dejes de sufrir y puedas experimentar la paz y la felicidad.

Ahora te invito a que traigas a tu conciencia la presencia de una persona por la que no sientas afecto. Tal vez no sientas afecto hacia él o hacia ella porque sus ideas son muy diferentes a las tuyas, o tal vez porque te haya decepcionado, te haya traicionado o incluso te haya ofendido. Quizás esa persona ha sido también la causante de parte del sufrimiento que vienes experimentado a lo largo de los años. Sin embargo, tu corazón es capaz de ver lo que tu mente no puede entender. Tu corazón sabe que la agresividad de esa persona, el daño que te ha hecho a ti y tal vez también a otras personas no procede de la maldad de su corazón, sino de su miedo, de su confusión, de su inseguridad, de su sensación de soledad, del resentimiento que lleva acumulado y de los profundos sentimientos de impotencia y desesperanza que ha experimentado a lo largo de su vida.

Tu corazón, porque es sabio, no ve maldad, solo ignorancia y él comprende en su inmensa sabiduría que es precisamente cuando menos merecemos ser queridos cuando más lo necesitamos. Él sabe que la clave es ver el mundo a través de los ojos del otro y no ver nuestro mundo reflejado en los suyos. Tu corazón conoce que lo opuesto al miedo es el amor y que solo desde el amor se pueden sanar las heridas que todo ser humano tiene. Tu corazón sabe que el desprecio, el rechazo, las ansias de venganza solo aumentan la profundidad de las heridas que padecen otros seres humanos, incrementando su sufrimiento y convirtiéndoles cada vez en seres más violentos.

Tu corazón no está para favorecer la guerra, sino para ser fuente de paz.

Él entiende que quien proclama la violencia como su método ha tomado la mentira como su principio. Tu corazón conoce en su enorme sabiduría que esa persona que te desagrada actúa en base a su mente condicionada. Sabe que esa persona también tiene profundas heridas y también anhela dejar de sufrir y experimentar paz y felicidad.

Visualiza cómo de tu corazón emana una luz que envuelve a esa persona que hasta ayer era tal vez tu enemigo. Tu corazón le lleva tu profundo deseo de que también sanen sus heridas, de que deje de sufrir y de que experimente paz y felicidad. Observa cómo esa persona empieza a sonreír y cómo sus ojos reflejan gratitud. Es su propio corazón el que ahora empieza a abrirse y a emanar una luz que te envuelve. Es su deseo de que tú también dejes de sufrir y experimentes la paz y la felicidad que anhelas.

Visualiza ahora cómo tú corazón, que ya se ha abierto por completo a base de dar y recibir este amor compasivo, empieza a irradiar en todas direcciones y envuelve primero a todos los habitantes de tu comunidad, después de tu ciudad, de tu país, de tu continente y, finalmente, del mundo entero. Tus deseos de que la humanidad en su conjunto deje de sufrir y encuentre la paz y la felicidad envuelven la totalidad de la Tierra.

Ahora, y poco a poco, vas a ir volviendo al nivel de conciencia del que partiste y siente ese calor suave que envuelve tu pecho y que emana de un corazón abierto por la compasión.

Cuando oigas el sonido suave de las campanas, tomarás una, dos o tres respiraciones profundas y poco a poco irás abriendo los ojos para volver a encontrarte en tu habitación o en cualquier otro lugar en el que estés, completamente orientado, orientada, en tiempo y en espacio.

Una vez que hayas abierto los ojos, estírate y bosteza, y siente el beneficio que este ejercicio ha supuesto para tu cuerpo, para tu mente y, sobre todo, para tu corazón.

Escanea este código o utiliza el enlace para escuchar el audio con la práctica dirigida por el autor (22 minutos y 47 segundos).

www.unoynueve.com/espasa/MAP-METTA-MINDFULNESS-DE-LA-COMPASION.mp3

CUADERNO DE BITÁCORA

Caminante, son tus huellas
el camino y nada más;
caminante, no hay camino,
se hace camino al andar.
Al andar se hace el camino,
y al volver la vista atrás
se ve la senda que nunca
se ha de volver a pisar.
Caminante no hay camino
sino estelas en la mar…

ANTONIO MACHADO

Cuando observamos el funcionamiento de la mente dualista y descubrimos cómo actúa, estamos ya fuera del dominio de esa mente tan contaminada por el ego. Salir de este cautiverio es importante porque la mente, egoica y condicionada, tiene la capacidad de crear miseria, originar enfrentamientos, producir sufrimiento, generar enfermedades, separar, romper y destruir.

Una mente libre de ego es una mente abierta que se convierte en un instrumento de excepcional valor para la conciencia. De esta forma la conciencia puede crear un mundo de paz y de abundancia en lugar de uno de violencia y escasez. La mente, que es ahora permeable al Ser y a la luz que este emana, puede recuperar su capacidad de conectar, sanar y transformar.

El *mindfulness* nos entrena para desarrollar esta capacidad de ir trascendiendo, de ir yendo más allá de la mente dualista. Esto nos permite ver el mundo con ojos nuevos.

Los esquemas que siguen te pueden servir de recordatorio para que cada día tengas presente algunos de los elementos fundamentales de la práctica.

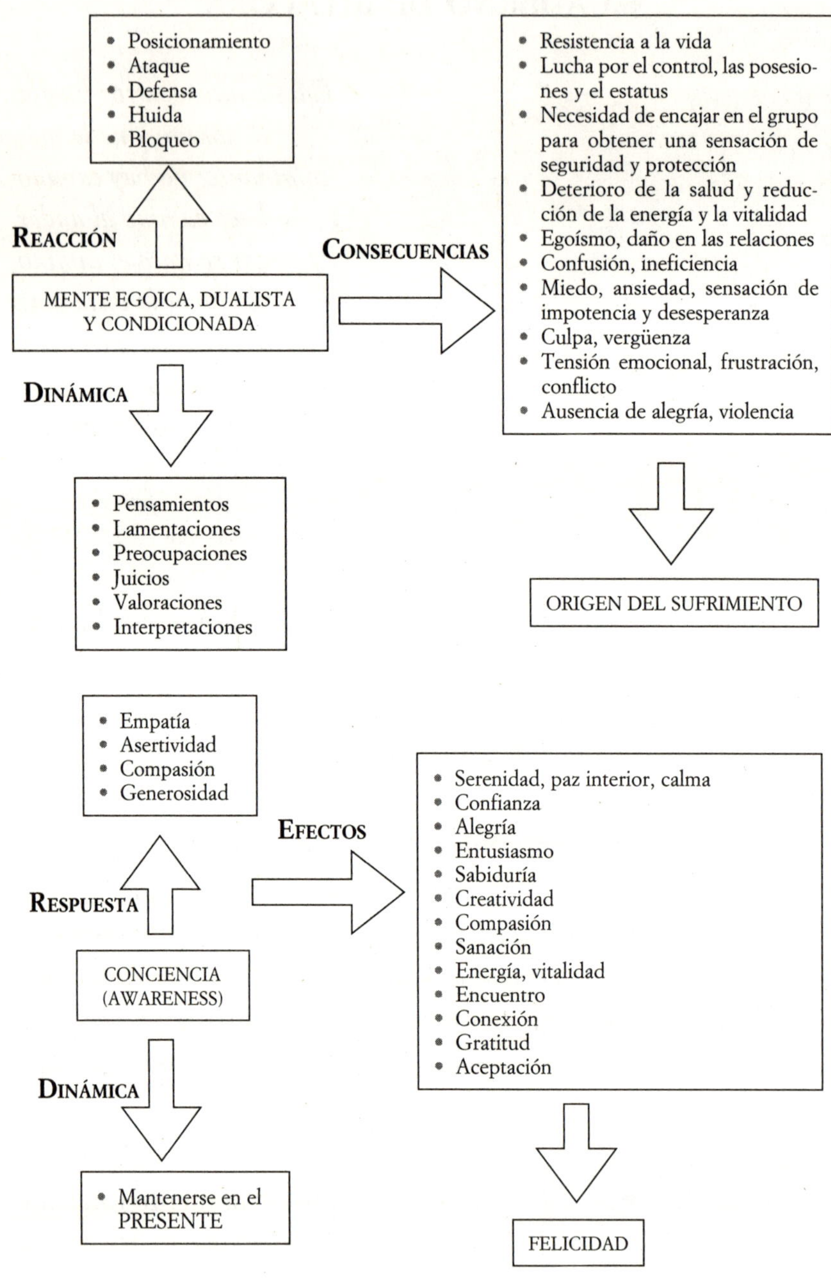

Aunque las propuestas que te voy a hacer para que las tengas en cuenta durante la práctica han sido expuestas anteriormente, considero que es importante recordártelas para que poco a poco las vayas integrando.

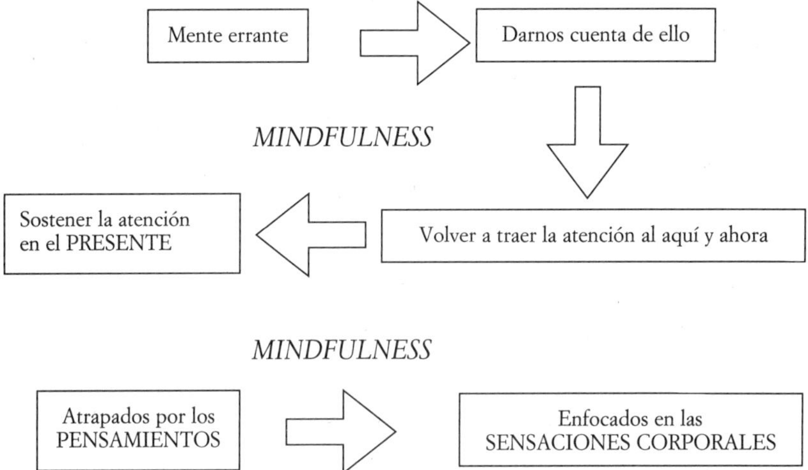

- Reconoce lo que está ocurriendo en tu sentir, en tu pensar y en tu fisiología.
- Evita el resistirte a experimentar dichos sentimientos y reacciones corporales, aunque sientas el impulso de hacerlo. Ve en esta presión que sientes como «insoportable» la oportunidad para el crecimiento personal y la transformación.
- Mantente en el presente sin huir a otros espacios mentales como pueden ser una experiencia agradable en el pasado o un momento de ilusión en el futuro.
- Toma el papel de observador, prestando atención a las sensaciones de tu cuerpo, sin necesidad de nombrarlas. Si bien hay personas que dicen que es mejor hacerlo y decir: «Esto es miedo, esto es ira, esto es angustia». Recuerda siempre mantener el espíritu curioso propio

de un científico, en lugar de enjuiciar lo que te ocurre como bueno o malo, deseable o indeseable, agradable o desagradable.

— Ánclate sobre todo en las sensaciones de tu respiración sin intentar modificarla. Lo único que buscas es observar sin juicios ni evaluaciones.
— Mantén la intención de quedarte en el aquí y en el ahora con esa predisposición, con esa actitud curiosa e interesada.
— Deja que la sabiduría, la creatividad y la compasión que emanan de tu verdadera identidad te iluminen para que comprendas lo que está ocurriendo con mucha más profundidad, alcance y perspectiva de lo que hasta ahora lo estabas haciendo. Entonces es cuando verás con claridad aquello que has de hacer y lo harás con serenidad, confianza y verdadero poder interior.

Agradecimientos

A mi mujer Isabela y a mis hijos Mario, Joaquín y Borja, por ser el «espejo» en el que cada día me descubro.

A mi madre, María Celia, y a mis cinco hermanos, José María, Manolo, Juan Ignacio, Fernando y Alejandro, por recordarme que en mi «peregrinar por esta vida» no viajo solo.

A la memoria de mi padre, José María Alonso Ortiz, y de Joaquín Lluch Rovira. Ambos fueron siempre para mí una referencia de cómo afrontar los grandes retos de la existencia.

A mis familiares y amigos por darme la tranquilidad de saber que siempre os tengo cerca.

Quiero manifestar mi especial gratitud a María Benjumea, María del Pino, Paris de L'etraz, Jesús Valderrábano, Jaime Antoñanzas, Javier Antoñanzas, Alberto Saiz, Fernando Fernández, Ian Triay, Diego del Alcázar Benjumea, Juan Picón, Vicente Montes, Ángel García Cordero, Jorge Montes, Salvador Torres y Jordi Nadal. Gracias por ser para mí una fuente de inspiración.

A todas aquellas instituciones con las que he colaborado o colaboro y que me han ayudado y me ayudan en mi crecimiento personal y profesional. Gracias a todas ellas y a sus magníficos equipos por haberme hecho vivir tantas experiencias extraordinarias.

Al Spain Startup and South Summit.

Al fantástico equipo de la editorial Espasa y muy especialmente a Ana Rosa Semprún, Olga Adeva, Miryam Galaz, David Cebrián y Sergio García.

A todo el equipo de *El Hormiguero,* y muy especialmente a Pablo Motos, Jorge Salvador, Pablo Ibáñez —el «hombre de negro»— y Jandro.

Al equipo de *Ya veremos,* de M80 Radio, y especialmente a Juan Luis Cano.

Al Applied Innovation Institute (AII).

Al GNH Centre de Bután.

A todo el equipo del Human Age Institute (HUAI).

A la Fundación Rafael del Pino.

A todo el equipo de Juegaterapia y muy especialmente a su presidenta, Mónica Esteban.

A YPO-WPO.

Al World Economic Forum.

Al IMD World Competitiviness Center.

Al Instituto de Empresa (IE).

Al Centro Europeo de Estudios y Formación Empresarial Garrigues.

Al Instituto de Desarrollo Directivo Integral (IDDI), perteneciente a la Universidad Francisco de Vitoria.

Al World of Business Ideas (WOBI).

Al Harvard Club of Spain.

A la fundación CEDE.

A la Schiller International University.

A Euroforum Escorial.

A la Experiential Business School (EBS).

A los profesionales de la medicina y la psicología que han hecho de su vida un compromiso para mejorar la salud de otros seres humanos.

A todas aquellas personas que desde cualquier ámbito social aúnan esfuerzos para que nuestra sociedad eleve su nivel de conciencia y descubra que un gran futuro se crea desde la colaboración y no desde la rivalidad.

A esos destacados maestros del *mindfulness* y de la neurociencia afectiva y contemplativa que me han ayudado tanto a llegar donde yo no hubiera llegado solo: doctor António Damásio, doctor Herbert Benson, doctor Richard Davidson, doctor Bessel van der Kolk, doctor Stephen Porges, Jon Kabat-Zinn, Saki Santorelli, Florence Meleo-Meyer, Judson Brewer, Robert Smith, Jack Kornfield, Allan Wallace, Matthieu Ricard, Genpo Roshi y Marshall Rosenberg.

MEDITACIÓN DEL CORAZÓN

Aprender a querernos más

Si quieres recibir este audio creado por el doctor Mario Alonso Puig activa este código QR y lo recibirás en tu correo electrónico.